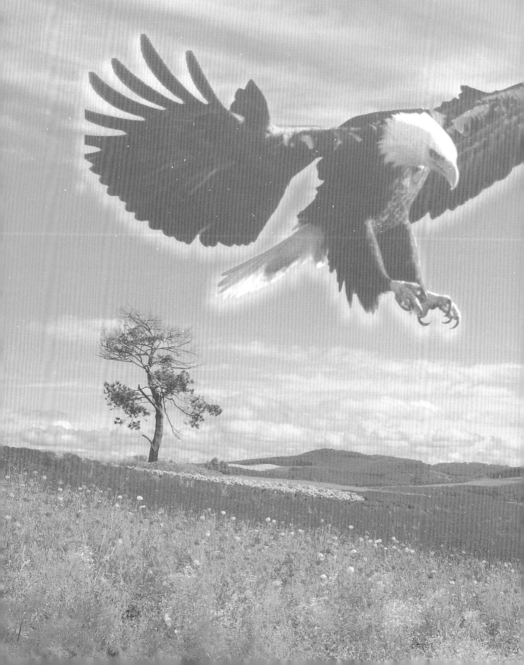

大展好書　好書大展

品嘗好書　冠群可期

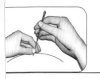

主　　編　王富春

副 主 編　高　穎　　徐曉紅

編寫人員　段曉英　　劉　磊　　岳公雷
　　　　　　王朝輝　　鄭　鵬

參錄人員　劉立克　　劉美思　　顧悅善
　　　　　　劉　實　　林　玉

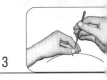

主編簡介

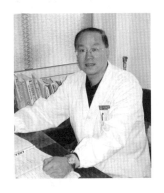

　　王富春，男，1961 年生，現任長春中醫藥大學針灸推拿學院院長，教授、博士生導師。中國針灸學會理事、吉林省針灸學會常務副會長，吉林省重點學科帶頭人，吉林省有突出貢獻專家，長春市第四批有突出貢獻專家，全國優秀教師、《針刺研究》雜誌編委、《中華推拿療法雜誌》專家編委、《中國中醫骨傷科雜誌》專家編委、美國《TCM》雜誌編委、《亞太傳統醫藥》雜誌編委。

　　曾主編出版學術專著 70 餘部，代表作有《中國新針灸大系叢書》、《現代中醫臨床必備叢書》、《腧穴類編》、《針方類輯》、《臨床針方》、《刮痧療法》、《中國手針療法》等，發表學術論文百餘篇。完成科研成果 10 餘項，有 6 項成果獲得國家和吉林省科技進步獎。

　　王富春教授從事針灸臨床工作 20 餘年，首先在國內提出了「合募配穴治療六腑疾病」、「俞原配穴治療五臟病」、「郄會配穴治療急症」、「健脾祛濕法

治療肥胖症」「鎮靜安神針法治療失眠」「振陽針法治療陽痿」等新的特定穴配伍理論，並取得了良好的臨床療效。

　　在頸椎病、腰椎間盤突出症、肩關節周圍炎等臨床常見病、多發病的治療過程中，針藥並施，療效顯著。尤其對於針灸療法治療肥胖症有豐富的經驗和獨到的見解。在理論創新與技術創新方面，爲針灸推拿學科的發展做出了積極貢獻。

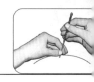

前言

　　隨著生活水準的提高，人們不只滿足於溫飽，而逐步追求生活的多樣化，盡情享受社會進步所帶來的物質、文化和精神文明。人們更加注重自身形象，透過各種手段來使自己青春永駐、美麗常在。在眾多方法如運動、食物、化妝品、中藥偏方等充斥美容市場的今天，越來越多的人們認識到，操作最簡便、安全性最高、純綠色沒有任何副作用的針灸療法，是最重要的美容方法之一。

　　所謂針灸美容，就是運用針灸的方法，疏通經絡，調理氣血，扶正袪邪，從而減輕或消除影響容貌的某些生理性缺陷或病理性疾病，進而達到強身健體，延緩衰老，美容益顏的一種方法。針灸美容是以中醫經絡學說為基礎的，《靈樞·經脈篇》說：「夫十二經脈者，人之所以生，病之所以成，人之所以治，病之所以起。」說明了人的生長與健康，致病與治病，皆與經絡有著不可分割的關係。而針灸美容就是由針刺、艾灸經穴來調整經絡氣血，對人體一定的穴位進行適量的刺激並運用迎、隨、補、瀉的手法以激發經氣，使人體的新陳代謝旺盛，面部的血液循環加快，激發經絡氣血的運行，藉以協調臟腑，濡養面部皮膚，達到美顏潤澤的目的。

古代關於用針刺治療面部疾患如痤瘡、黑痣等的記載較多，而直接用針刺美容的記載較少。但近年來，隨著人民生活水準的提高，對保健養生的需求增加，一些醫家開始從古典醫籍中挖掘並在臨床實踐中摸索出一些針刺美容法，使這門古老的技術重放光彩。針灸美容與施針側重於增進機體代謝能力、疏通經絡、調節臟腑氣血、滋養容顏。其意在滋養、調節，治療則求去邪療疾。美容施針，選穴多以具有補益調和功效的穴位爲主，以達到美容駐顏的目的。因此，針灸美容療法適應各個社會階層的人士來學習、掌握及運用，我們編寫《圖解針灸美容》這部專著就是爲了推廣普及這一綠色醫療保健美容方法。

　　本書介紹了針灸美容的發展概況、針灸美容常用操作方法、針灸美容常用的經絡和腧穴以及針灸美容常用的解剖學基礎等，對毫針法、艾灸法、耳針法等十餘種針灸美容應掌握的方法進行了系統的介紹。重點介紹了針灸保健美容方法、針灸治療損美性皮膚病、針灸治療損美性五官科疾病等，對常見的影響面部美容的問題皮膚和疾病的針灸治療方法進行了詳細的介紹。配有動態光碟，可使讀者更好地掌握針灸美容的方法。本書通俗易懂，圖文並茂，適用於各級水準的讀者，是一本實用性與操作性都很強的參考書。

　　由於我們水準所限，書中肯定存在許多不足之處，希望廣大讀者提出批評指正，以利於今後更加完善，爲人們的美容健康事業做出應有的貢獻。

王富春

目　錄

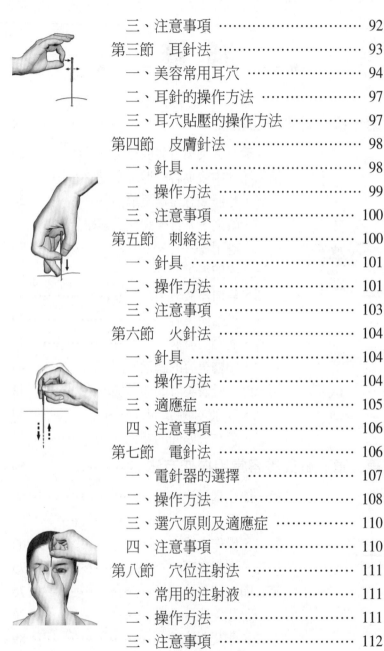

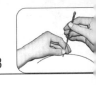

癜風穴

神門
肝
肺
心
下屏尖

第一章

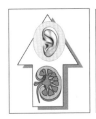 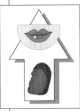 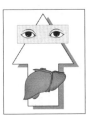 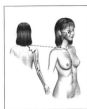 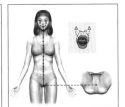

針灸美容基礎

第一節　針灸美容發展概況

　　針灸美容源遠流長，它是中國醫學中的重要組成部分，是中國勞動人民在長期醫療實踐中的經驗總結，是我國民族文化的優秀遺產之一。

　　針灸美容的形成和發展經歷了一個漫長歲月。早在春秋戰國時期的《黃帝內經》，就首先提出了經絡與面容的關係。如《靈樞・邪氣臟腑病形篇》中：「十二經脈，三百六十五絡，其血氣皆上於面，而走空竅，其氣之津液，皆上薰於面」。言明經脈均循行於面，其氣血津液又榮養、滋潤於面，使面能榮潤、細膩、富有光澤。反之，經脈衰竭，氣血津液不能滋養於面，則表現面枯焦竭之象。

　　在《靈樞・二十五人篇》中，對經絡與鬚髮美、形體美的關係，論述的更加詳盡具體：「足陽明之上，血氣虛，則髯美長；血少氣多則髯短。故氣少血多則髯少，血氣皆少則無髯，兩吻多畫。足陽明之下，血氣盛則下毛美長至胸；血多氣少，則下毛美短齊臍。足少陽之上，氣血盛則通髯美長；血多氣少，則通髯美短；血少氣多則少鬚；血氣皆少則無鬚。足少陽之下，血氣盛則脛毛美長，外踝肥；血多氣少，則脛毛美短，外踝皮堅而厚；血少氣多則胻毛少外踝皮薄而軟；血氣皆少則無毛，外踝瘦無肉。足太陽之上，血氣盛則美眉，眉有毫毛；血多氣少則惡眉，而多小理；血少氣多則面多肉；血氣和則美色」。這是足三陽經與美容關係的論述。

　　在《身經通考》中髮、髭、鬚等已有解釋：「髮，發

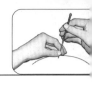

也，血脈所民也；毛，貌也，在表別形貌也；髭，姿也，姿容美也；鬚，秀也，苗成而秀，人成而鬚也；髯，隨口動搖，冉冉然也；睫，接也，凡物色於眼眶相接也」。

在《靈樞‧五音五味篇》中還有「美眉者，太陽多血；通髯極鬚者，少陽多血；美鬚者；陽明多血」的記載。至《難經》時代，又補充了陰經經脈與美容關係的記載，如《難經二十四難》中曰：「足太陰氣絕，則脈不榮其口唇⋯⋯脈不營，則肌肉不滑澤。手太陰氣絕，即皮毛焦，皮肉傷，則皮枯毛折。手少陰氣絕，則脈不通，脈不通，則血不流，血不流，則色澤去，故面色黑如黧。足少陰氣絕，即骨枯⋯⋯齒長而枯，髮無潤津澤」。因此，《內經》、《難經》中有關經絡美容的著述，奠定了針灸美容的理論基礎，一直指導著以後的美容實踐。

至晉代皇甫謐的《針灸甲乙經》首先應用針刺方法治療與美容有關的疾病。「振寒熱頸項腫，⋯⋯虛則生疣小者痂疥，支正主之」、「面腫目癰，刺陷谷出血立已」、「頤腫唇癰，顴髎主之」及應用下廉穴治療顏面無華、曲池穴治療顏面乾燥等等。奠定了針灸美容的實踐基礎。

唐代以後，由於政治的穩定，經濟的繁榮，愛美之風頗為盛行，針灸美容日趨發展。由於在當時藥物美容及化妝美容法，有時出現了許多毒副作用，所以針灸美容備受青睞。

如唐代孫思邈的《千金要方》和王燾的《外台秘要》等書，均設專篇收載了美容方法，並首次應用針刺太衝、行間穴治療面黑的美容方法。

《千金方》曰：「面蒼黑，取行間；面塵黑，取太衝」、「面赤熱，取腎俞」、「面赤腫，取上星」等等。

該書不僅記載了針刺美容法，而且也記載了與經絡美容關係密切的按摩、導引等美容法，為針灸美容的發展起到了承先啟後的作用。

宋代以後，尤注重保健美容灸法。如竇材在《扁鵲心書》中指出：「人於無病，常灸關元、氣海、命門、中脘……亦可保百餘年壽矣。」該書在「住世之法」一節中也記載：「舊傳有人年老而顏如童子者，蓋每歲以鼠糞灸臍中一壯故也」。

《舊唐書》中也曾記載柳公度年八十餘，仍步履輕便，鶴顏如童，究其由「乃氣海常溫耳」。由此看來，灸法在保健美容方面佔有極其重要的地位。

《聖濟總錄》中對灸法美容也有記述：「治癬灸法，灸病處影上三壯灸之」、「疣目，著艾炷疣目上，灸之，三壯即除」。

元代滑伯仁的《十四經發揮》，首先提出了奇經與美容的關係，補充了《內經》、《難經》之不足。如：「任脈者，與沖脈皆起於胞中……血獨盛，則滲灌皮膚，生毫毛……沖任之交脈，不榮其口唇，故髭鬚不生」。

明代以後，針灸美容日趨發展，甚為盛行。這一時期也是針灸學的全盛階段，其間針灸學家倍出不窮，有關針灸美容方面的論述頗為豐富。

如陳實功的《外科正宗》曰：「繭唇，乃陽明胃經證也，……初起，及已成無內證者，用麻子大艾炷灸三壯，贍酥餅膏，蓋日久漸消」。

《古今醫統》中也記載：「陷谷面腫目癰腫，刺出血立癒」。「少陰絡治面黑，齒長垢」。

《醫學綱目》對皮膚美容也有記載：「皮膚索澤，取足少陽。經云：足少陽之脈，是動則病，體無膏澤，視盛虛熱寒，陷下取之也」。

《本事方》中也有治面生瘢疣方：「用艾丸灸 10 壯，即用酢磨硫磺塗紙上，剪如螺螄掩子大，貼所灸處，更用膏藥重貼。二日一換，候瘢擠出膿，如綠豆粉即癒」。

在《養性書》中也有熱摩手心勞宮穴，使「面上自然光澤」的記載。

明李梴的《醫學入門》在繼承《內經》、《難經》關於經絡美容的基礎上，又提出了督脈與美容的關係：「鬚髮顏面，皆督所脈絡，陽精盛注於外，則鬚髮榮盛，面體光潤」。明王肯堂在《證治準繩》中對沖任之脈與美容的關係進一步補充道：「沖任之脈，為十二經之海，謂之血海，其別絡上唇口，若血盛則榮於頭髮，故鬚髮美。若血氣衰弱，不能榮潤，故鬚髮脫落」。

除此之外，明代醫家對穴位貼敷藥物治療美容疾病的方法則更多，如貼阿是穴治面部瘢痕、雀斑、酒糟鼻、白癜風、黑痣、狐臭、粉刺、疣目等，散見於各類醫書中。

清代的《續名醫類案》中記載：「一人臂上生一瘤，漸大如龍眼，其人用艾炷於瘤上灸七壯，竟而漸消」。清·吳亦鼎的《神灸經論》也記載了灸治瘢疣方：「當疣上灸三壯即消，亦有只灸一壯，以水滴之自去」等法。

中華人民共和國成立後，在黨和政府的關心和重視下，制定了中醫政策，從而使針灸美容也得到進一步發展。特別是近年來，由於日用化妝品被廣泛使用，日益暴露出其效果短暫，易致過敏的弱點，因此，效果穩定持

久、無毒無副作用、簡便易行的針灸美容方法,越發受到人們的青睞。針灸美容受到國家的關注和支援,得到了社會的廣泛承認。目前在國內,許多大城市,如上海、廣州、北京、大連等相繼開辦了針灸美容院,針灸美容門診等,全國一些有名的針灸研究所也舉辦了多種針灸美容學習班和講座等。

在國外,如美國、日本、加拿大、德國等許多國家也進行了針灸美容的研究,成立了針灸美容醫院,針灸美容對國際美容醫學的發展也起到了推動作用。

隨著時代的發展,針灸美容的諸多項目、內容也日趨完善,如經絡美容、針灸保健美容等,都經過深入研究而取得了可喜的成果。因此,在人與自然相和諧的今天,根源於自然的針灸美容將更加煥發出其獨特的風采。

第二節　中醫美容的理論基礎

由於中醫美容學是中醫學的一個分支,所以它是隨著中醫學的發展而發展的,故它與中醫學一樣具有較堅實的醫學理論基礎。

一、整體觀念,辨證論治

中醫學非常重視人體本身的統一性、完整性及其與自然界的相互關係,它認為人體是一個有機整體,構成人體的各個組成部分之間,在結構上是不可分割的,在功能上是相互協調、相互為用的,在病理上是相互影響著的,同

時也認識到人體與自然環境有密切關係，人類在能動地適應自然和改造自然的抗爭中，維持著機體正常的生命活動。這種整體觀運用於美容學則為中醫美容學的指導思想，也是中醫美容學的特點之一。

額面、皮膚、五官、爪甲、頭髮、黏膜等是整體中的一部分，這些部位的變化直接反映著身體的健康狀況。皮膚白嫩、面色紅潤、體格健壯是健康美的標誌，也是各臟腑經絡功能正常、氣血充盈的表現。反之，則是臟腑功能失調，氣血陰陽紊亂的病理反映。

在這一整體觀的指導下，中醫美容學把一切損美性疾病、美容缺陷的產生與臟腑機能的紊亂、氣血陰陽的失調、六淫致病因素的侵襲、五志七情過極的影響等聯繫起來，並進行整體調節，使損美性疾病和美容缺陷得到治療和糾正，從而達到美容的目的。

辨證論治是中醫認識疾病和治療疾病的基本原則和方法，是美容學的基本原則和方法。所謂辨證，就是將四診（望、聞、問、切）所收集的症狀體徵，由分析、綜合辨清疾病的原因、性質、部位以及邪正之間的關係，概括判斷為某一種性質的疾病。論治，又稱施治，則是根據辨證的結果，確定相應的治療方法。

辨證是決定治療的前提和依據，論治是治療疾病的手段和方法，是診治疾病過程中相互聯繫不可分割的兩個方面，是理論和實踐相結合的體現，是理法方藥在臨床上的具體運用，也是指導中醫美容臨床工作的基本原則。

比如黃褐斑的辨證，有風邪侵襲、痰濕內蘊、瘀血阻絡等不同的病因病機，其治療方法就有祛風消斑、除濕消

斑和化瘀消斑的不同區分，不僅指導臨床遣藥組方，也指導著外用美容敷料的配製與應用，充分體現了審證求因、審因論治、依法統方的辨證施治原則。

　　總之，辨證論治既區別於局部對症療法，又區別於那種不分主次、不分階段、一方一藥對一病，一方治多病的治病方法，這種針對疾病發展過程中不同質的矛盾用不同的方法去解決的法則，就是辨證論治的精神實質。

二、陰陽、五行學說在美容學上的應用

（一）陰陽學說在美容學上的應用

　　陰陽學說在美容學上的應用中醫美容理論體系的各個方面，闡明生理、病理變化，指導人體肌膚與形態的維護和修復。

　　人體基本的病理變化為正與邪兩個方面。「邪」又可分為陰邪與陽邪。陰邪致病，可形成陰偏盛，出現寒盛證，表現特徵為寒、靜、濕；陽邪致病，可形成陽偏盛，出現實熱證，表現特點為熱、動、燥。「正」包括陽氣與陰液兩方面，陽氣虛出現虛寒證，陰液虛出現虛熱證，故多種病理變化，可以概括為「陰勝則寒，陽勝則熱，陽虛則寒，陰虛則熱」。其根本原因是由於陰陽失調、偏勝或偏衰而致病，從而影響容顏之美。

　　如陽熱亢盛，上蒸頭面則生痤瘡、斑，陰寒盛則血脈失於溫煦、血寒凝滯，阻於經絡而肌膚晦暗也易長斑；陰虛體內津液缺乏、血液黏稠度高、血流不暢、使血滯於經絡可引起黃褐斑；陽虛溫煦的作用和推動的作用降低，血

流緩慢亦可引起黃褐斑。人體正常生命活動中，陰陽兩個方面保持對立統一的協調關係，達到「陰平陽秘，精神乃治」，表現於形體則肌膚潤澤白皙，光潤悅澤，細膩淨潔，無明顯皺紋、疤痕、斑點及色素沉著，且富有彈性，形態健美，神采俱揚。

(二)五行學說在美容學上的應用

五臟生理功能及病理變化會影響到形體，五行學說由對五臟生理功能及病理變化的說明，進而闡釋肌膚與形體間的變化，指導美容保健相美容治療。

肝喜條達而惡抑鬱，有疏泄條達情志的功能，所以肝屬木；心之陽氣有溫煦的功能，推氣行血，所以心屬火；脾有運化水穀精微的功能，為氣血生化之源，以容頭面，所以脾屬土；肺有肅降的特性，宣精布津，所以肺屬金；腎有藏精、主水的功能，充髓於腦，所以腎屬水。

對於膚色，五臟各有所主，正常膚色之美與五臟的關係，認為色澤相合是五臟精氣旺盛，氣血充盈，榮華於外的徵象。肝屬木主青色，脾屬土主黃色，心屬火主赤色，肺屬金主白色，腎屬水主黑色。例如黃褐斑病人，以肝、脾、腎三臟功能失調為常見，肝氣鬱結面為青色，脾虛面為黃色，腎虛面為黑色(表1-1)。

在相生方面，肝的疏泄功能正常，則氣機調暢，氣血調和，心情易於開朗，氣和色悅，此為肝益心（木生火）；心的陽氣推動血行以養脾、心情喜悅則脾氣健，食慾好，面色容，此為心益脾（火生土）；脾運化水穀精微以養肺，肺氣有榮養皮膚的作用，肺有病，面白不華，可用「培土生金」法來改善容顏，此為脾益肺（土生金）；

表 1-1　臟腑屬性及功能表

五　臟	五　行	膚　色	作　用
肝	木	青色	疏泄條達情志
心	火	赤色	溫煦陽氣，推氣行血
脾	土	黃色	運化水穀精微
肺	金	白色	肅降布津
腎	水	黑色	藏精、主水

肺氣肅降利於腎主水、納氣，對於腎虛面黑、水腫的病人，可用宣肺來通調水道使面色轉白、水腫消退，此為肺益腎（金生水）；腎藏精以滋養肝之血，臨床上常見到肝腎陰虛的黃褐斑，由補腎陰以涵木，使斑退而膚亮，此為腎益肝（水生木）(圖 1-1)。

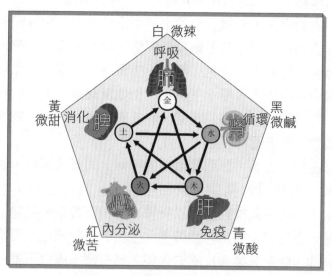

圖 1-1

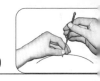

在相乘方面，肝氣條達，可以疏泄脾臟的壅鬱，以利於脾主運化功能的發揮，肝鬱日久，無以制約於脾，則脾運化失常，面色黃，形成脾虛型的黃褐斑（木剋土）；脾主運化，抑制腎火亢盛，制止腎水的氾濫，以保證腎主水功能的正常進行，脾病及腎，面色黃黑，可致脾腎兩虛的黃褐斑（土剋水）。心的陽氣，可以克制肺氣宣降太過，以保證肺主氣功能的進行，心陽亢盛，使肺不能宣發衛氣，不能輸精於皮毛，則衛表不固，皮膚易感外邪，皮毛憔悴枯槁（火剋金）圖（1-1）。

三、臟腑與美容

中醫學認為臟腑與肢體、五官之間有著所主與歸屬開竅的關係，是互相聯繫的有機整體。皮膚作為人們身體的一個組成部分，與身體內部其他器官保持著密切聯繫，只有人體的心、肝、脾、肺、腎等功能正常，才可能容光煥發；人體的營養物質充足，皮膚才能顯得柔嫩、細膩、滋潤、富有彈性。因此，強調美由表及裏和由裏及表就顯得尤為重要。

臟腑氣血的盛衰及功能正常與否直接關係到面容的榮枯，形體的健美。臟腑功能正常。若某臟或多臟功能失調，導致氣血不足或失調，反映到容貌上則面色萎黃或晦暗無光，雙目無神，毛髮漸白，皮膚乾燥，人體衰老等。

中醫將機體的全部功能劃分為五類，並用五臟的名稱來冠之。六腑分別配屬相應的五臟。只有五臟充滿精氣才有人身的整體健康。

(一)心

1. 主血脈、其華在面

是指心臟具有推動血液使之在脈管內運行的作用。心氣旺盛，血脈充盈，面色就顯得紅潤而有光澤，即所謂「其華在面」；心氣不足，則可見面色無華、晦滯；心血虧少，則面色顯得蒼白；血脈瘀滯，則面色青紫；氣血兩虛，則皺紋滿面，呈早衰現象。

2. 主神志

亦稱心主神明或稱心藏神。神有廣義和狹義之分。廣義的神，是指整個人體生命活動的外在表現，如整個人體的形象以及面色、眼神、言語等，無不包含於神的範圍之中。狹義的神，即是心所主之神志，是指人的精神、意識、思維活動。

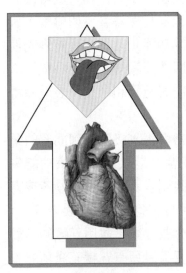

圖 1-2

3. 在志為喜、在液為汗

心在志為喜，是指心的生理功能和精神情志的「喜」相關。在液為汗是指津液由心的陽氣蒸騰氣化後，以汗液形式排出體外。

4. 在體合脈、開竅為舌

脈是指血脈。心合脈，是指全身的血脈都屬於心。開竅於舌，是指舌為心之外候，又稱舌為「心之苗」心的功能正常，則舌體紅活榮潤，柔軟靈活，味覺靈敏。（圖 1-2）

(二) 肺

1. 主氣、司呼吸

肺主氣包括主呼吸之氣和主一身之氣。肺主呼吸之氣，是說肺是體內外氣體交換的場所。人體由肺吸入自然界的清氣，呼出體內的濁氣，吐故納新，使體內外的氣體不斷得到交換。以滿足肌膚和內臟的需要。

2. 主宣發與肅降

宣發即宣佈、發佈的意思，若肺氣不能宣發而壅滯，則見胸滿、鼻塞、咳嗽、面色灰暗；清陽不升，濁氣不能肅降也能引起面生暗瘡等症狀。

3. 肺主皮毛、通調水道

皮毛，指皮膚、汗孔、毛髮等組織，是抵禦外邪侵襲的屏障。肺主皮毛是指肺臟由它的宣發作用把水穀精微輸布於皮毛，以滋養周身皮膚、毛髮、肌肉，其中宣發到體表的衛氣發揮「溫分肉、充皮膚、肥腠理、司開闔」的作用，即保衛機體，防禦外邪入侵。肺氣足則皮膚滋潤光滑有彈性、毫毛濃密光澤等；肺氣虛則皮膚乾燥，毛髮憔悴枯槁，面色淡白，衛外不固，易發風疹過敏等症；肺熱上蒸則發痤瘡、酒渣鼻、皮炎等症。

4. 開竅於鼻

鼻是肺呼吸的通道，所以稱「鼻為肺竅」。肺氣和則呼吸利，嗅覺才能正常。（圖1-3）

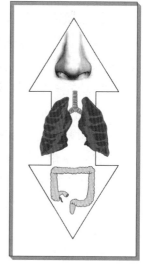

圖 1-3

肺與大腸相表裏，肺失肅降，則大腸傳導失常，糞便排出不暢。臨床上，肺失清肅，則大便困難；大腸實熱，又引起肺氣不利而咳喘胸滿；表裏失和，患者面部就易出現黃褐斑或生痤瘡、酒渣鼻。

（三）脾

1. 主運化、升清氣

脾主運化就是指對營養物質的消化、吸收與運輸的功能。脾氣健運，飲食水穀精微的運輸、消化、吸收功能就旺盛，反之脾運不健，常引起面部生黃褐斑或皮膚過敏、風疹等。

2. 主統血

是指脾氣有統攝血液、使其不致溢出脈外的作用。脾氣充盛則能統攝血液循行於經脈之內。如果脾氣虛，血液將失其正軌，出現出血病症，如紫斑或皮膚蒼白無光澤等。

3. 主肌肉、四肢

脾主肌肉，是由於脾具有運化的功能，把水穀之精微輸送到全身肌肉，為之營養，使其發達豐滿、健壯。脾臟的運化功能強弱關係肌肉的壯實和衰萎。運化功能弱，患者往往面部萎黃無光澤、起皺，也易於生黃渴斑或色素斑。

4. 開竅於口、其華在唇

脾主運化水穀，口與脾功能是統的。脾氣健，則食慾旺，口唇紅潤光澤；脾失健運，則食慾不旺，淡而無華，甚則乾裂脫皮等（圖1-4）。

（四）肝

1. 主疏泄

是指肝具有疏散宣洩的功能。肝的疏泄失職，常表現

為精神情志的異常；反之，外界精神刺激又引起肝的疏泄功能失常引起痤瘡。

2. 主藏血

是指肝臟具有貯藏血液和調節血量的功能。如果肝臟有病，藏血功能失常，就會影響人體正常的活動，而出現血液方面的疾病。例如：肝血不足，致使血液不能上達頭面以養顏，而見兩目昏花、面色萎黃、面部起皺。血虛生風，患者易出現全身或面部皮膚過敏。

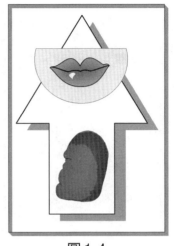

圖 1-4

3. 主筋、其華在爪

筋膜是一種聯絡關節肌肉運動的組織。只有肝血充盈、才能使筋膜得到滋養，保持正常的功能活動。肝血充足，則筋強力壯，爪甲堅韌明亮、紅潤光澤；肝血不足、則筋無力，爪甲軟而薄，枯而色淡，甚至變形脆裂。

4. 開竅於目

五臟六腑的精氣，由血脈的傳運、都上注於目，因此目與五臟六腑都有內在的聯繫，其中主要的是肝臟。這是因為肝主藏血，肝的經脈又上聯於目系的緣故。所以肝的功能正常與否，常表現在目的病變上。

例如：肝陰不足，則兩目乾澀；肝經風熱，則目赤腫痛，發生紅眼等；肝風內動，可見目斜視、上翻、口眼喎斜等。（圖 1-5）

肝與膽相表裏，故肝膽證候往往同時並見，如肝膽濕

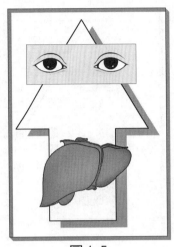

圖1-5

熱時則出現黃疸等。

（五）腎

1. 藏精、主毛髮與生殖

精是構成人體的基本物質，也是人體各種機能活動的物質基礎。精充氣足則毛髮光亮，生長、發育、生殖功能正常，精少髓枯則未老先衰，發育遲緩。

2. 主水

是指它在調節體內水液平衡中起著極為重要的作用。

3. 主納氣

呼吸是肺所主，但吸入之氣，必然下達於腎，由腎氣為之攝納。腎氣充沛，攝納正常，才能使氣道通暢、呼吸均勻。反之，就會出現動則氣急，呼吸困難。

4. 主骨、生髓、其華在髮

腎主藏精，而精能生髓，髓居於骨中，骨髓生化有源，骨骼得到髓的充分滋養而堅固有力。如果腎精虛，骨髓化源不足，不能營養骨路，便會出現骨骼脆弱，甚至發育不良。精血互為資生，精足則血旺，血旺則能養血，發為「血之餘」，髮的生長狀態與腎的精氣盛衰有關，比如少白頭、中年脫髮甚至斑禿，多是腎精不足，腎陰不足，虛火上炎引起。腎精不足還易引起皮膚過敏、痤瘡等，老年人面部易起色斑、髮白脫落等。

5. 開竅於耳

耳的聽覺功能，依賴於腎氣充養。腎氣通於耳，腎精

不足、則見耳鳴、聽力減退等症
（圖1-6）。

　　根據中醫理論，臟腑各有其
生理功能，共同維持人體的生
長、發育和健美活動。五臟對毛
髮、皮膚、肌肉、血脈、筋膜、
骨骼等形體組織的健美各有所生
所主。

　　《素問‧六節藏象論》云：
「心者，生之本，神之變也。其
華在面，其充在血脈」；「肺
者，氣之本，魄之處也，其華在

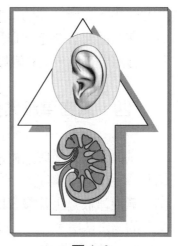

圖1-6

毛，其充在皮」；「腎者，主蟄封之本，精之處也，其華
在髮，其充在骨」；「肝者，罷極之本，魂之居也，其華
在爪，其充在筋」；「脾胃大腸小腸三焦膀胱者，倉廩之
本，營之居也，名曰器。能化糟粕，轉味而入出者也，其
華在唇，其充在肌。

　　指出人體的面色、毛髮、爪甲、皮膚、肌肉的濡養，
要靠臟腑之精氣的亢盛。若臟腑功能減退，精氣不足，就
影響各主要部位的健美。如心氣不足，血脈不充盈，則面
色無華。心主神明的功能失常，則神志不寧，或精神萎
靡。如肺氣虛，則皮膚、毛髮乾枯，憔悴不華。如腎氣
虛。腎精虧則虎落骨軟，頭髮枯槁易脫落。若肝血不足，
筋脈失養則關節活動受阻，運動失靈，爪甲不榮。若脾虛
失運則肌肉軟弱無力或皮萎不用。

　　總之，從中醫整體觀的角度看，五臟六腑功能正常，

在延緩容顏衰老，預防損美性疾病，保持身體健美，使青春常在方面起著決定性作用，因此要容貌美，體態美，必須顧護臟腑正氣，滋養臟腑陰精，以保持臟腑功能正常。

四、氣血津液與美容

氣血津液是構成人體的基本物質，它依賴於臟腑功能活動產生，由經絡運行到全身，以維護人體各項生命活動。氣血津液是生長發育的基本物質基礎，也是保持健美美容的物質基礎。

(一)氣與美容

氣是不斷運動著的具有很強活力的精微物質。人體的氣來源於稟受父母的先天之精氣、飲食物中的營養物質和存在於自然界的情氣，由肺、脾胃和腎等臟器生理功能的綜合作用，將三者結合起來而生成。

氣是維持人體生命活動的最基本物質，它對於人體功能，對容貌美，體態美起著決定作用。

1. 推動作用

氣具有激發和促進人體的生長發育和各臟腑、經絡等組織器官的生理功能。它能推動血的生成和運行，津液的生成輸布、排泄等。若氣虛則推動作用減弱，可影響人的生長發育或引起早衰，氣虛還可使臟腑經絡等組織器官的生理活動減弱，血和津液的生成不足，運行遲緩，輸布、排泄障礙等變化，可導致面色無華，皮膚皺紋，毛髮枯乾，視物模糊，面部瘀斑等症。

2. 溫煦作用

氣是人體熱量的來源。人體正常體溫調節，需要氣的溫照作用來維持；各臟腑、經絡等組織器官的生理活動需要在氣的溫煦作用下進行；血和津液等也需要在氣的溫煦作用下進行正常的循行。

如氣的溫煦作用失常，可引起體溫低下，臟腑功能衰退，血和津液運行遲緩，出現耳、手、面、鼻生凍瘡，面色青紫，四肢發涼，還可因某些原因引起氣聚不散，鬱而化熱上衝，出現口氣臭穢，額面生瘡等。

3. 防禦作用

氣的防禦作用主要體現在護衛全身肌表及面部皮膚，防禦外邪的入侵。若氣虛，外邪從口鼻、皮膚侵入機體而致病，影響美容，也可直接引起損美性疾病。

4. 固攝作用

氣的固攝作用，主要是對血、律液等液態物質具有防止其無故流失的作用。若氣的固攝作用減弱，能導致體內液態物質大量流失。氣不攝血，可導致各種出血，可見面色蒼白；氣不攝津，可導致自汗、流涎、多尿或小便失禁等病證，影響健美。

5. 氣化作用

氣化是指精、氣、血、津液各自的新陳代謝及其相互轉化。凡氣血津液的生成，都需要將飲食物轉化成水穀之精氣，然後再化生成氣血津液等；津液經過代謝，轉化成汗液和尿液；飲食物經過消化和吸收後，其殘渣轉化成糟粕等等，都是氣化作用的具體表現。

如氣化功能失常就能影響到氣、血、津液的新陳代

謝。如水液代謝失常，可出現形體浮腫；如血的化生異常則面色蒼白或面部色斑，皮膚乾燥少澤，毛髮脫落等。

（二）血與美容

血是構成人體和維持人體生命活動的基本物質之一，主要由營氣和津液組成。很強的營養和滋潤作用。對保持容貌和體態的健美起重要作用。

1. 營養和滋潤作用

血在脈中循行，內至臟腑，外達皮肉筋骨，如環無端，運行不息，不斷地對全身各臟腑組織器官起著充分的營養和滋潤作用，以維持正常生理活動。《素問·五臟生成篇》說：「肝受血而能視，足受血而能步，掌受血而能握，指受血而能攝。」指出視覺和運動必須依賴血的營養和滋潤才能維持；血的滋養作用還表現在肌肉、面色、皮膚、毛皮等方面。

如血液充足，運行正常，則面色紅潤，雙目有神，肌肉豐滿有彈性。皮膚毛髮潤澤有華，當血的營養滋潤作用減弱時，可見面色蒼白或萎黃，肌膚乾燥，毛髮乾枯，雙目乾澀，肢體或肢端麻木等。

2. 血是機體精神活動的主要物質基礎

《靈樞·平人絕穀》說：「血脈和利，精神乃居。」血氣充盛，血脈調和流利，則人的精力充沛，神志清晰，神采奕奕，精神煥發。

若血虛、血熱或運行失常，可見精神不振，神志恍惚，目無神光，而失去形體美和容貌美。

（三）津液與美容

津液是機體一切正常水液的總稱。包括各臟腑組織器

官的內在體液及其正常的分泌物。如胃液、腸液和涕、淚等。津液，同氣血一樣，是構成人體和維持人體生命活動的基本物質。津液來源於飲食水穀，有賴於脾、胃的運化功能而生成，津液的輸布通過脾、肺、腎的協同作用，津液的排泄，主要經由肺、腎、膀胱。

津液有滋潤和濡養的生理功能。布散於肌表的津液，具有滋潤皮毛、肌膚的作用；流注於孔竅的津液，具有滋潤和保護眼鼻口等孔竅作用；注入內臟組織器官、骨髓、腦等處的津液、具有濡養臟腑組織器官、骨髓、腦等作用；滲入血脈的津液，具有充養、滑利血脈的作用，也是組成血液的基本物質。

津液的生成、輸布、排泄功能正常，則人體皮膚潤澤，肌肉豐滿，毛髮光亮，雙目有神，口唇紅潤。如津液不足，可見皮膚乾燥，肌肉鬆軟，毛髮枯乾、雙目乾澀，口唇乾裂；如津液輸布、排泄障礙，水液停滯體內，出現眼瞼腫脹，形體浮腫，肥胖等症狀，影響人體形態、容貌美。

五、經絡與美容

經絡學說是研究人體經絡的生理功能、病理變化及其與臟腑相互關係的學說，是中醫學理論體系的重要組成部分。經絡系統由經脈和絡脈組成。經脈包括十二正經、奇經八脈和十二經別。絡脈是經脈的分支，有別絡，浮絡、孫絡之分。還有十二經筋、十二皮部，為十二經脈與筋肉和體表的連屬部分。

經絡系統內連屬於臟腑，外連屬於筋肉、皮膚。正常

生理狀態下，經絡系統運行全身氣血，聯絡臟腑肢節，溝通機體上下內外，保持機體陰陽平衡；病理狀態下，經絡學說可闡釋病理變化，指導疾病的診斷治療。經絡學說也是指導美容保健、損美性疾病的防治的重要理論基礎。

1. 頭面部與經絡關係

頭面部與經絡有密切聯繫。手三陽經止於頭部，足三陽經起於頭部，手三陽與足三陽在頭面部交會，故有「頭者，諸陽之會」的說法。手足三陰、奇經八脈也與頭面部相聯通。頭部兩側分佈著手太陽小腸經、手陽明大腸經，手少陽三焦經和足少陽膽經。頭面正中部是足陽明胃經、手少陰心經循行。額部是足太陽膀胱經經過。督脈行於頭面正中。口唇四周有足厥陰肝經，任脈環繞。

《靈樞・邪氣藏府病形》說；「十二經脈三百六十五絡，其血氣皆上於面而走空竅。」由經絡系統將氣血律液源源不斷輸送到頭面滋潤榮養頭面。

2. 五官與經脈關係

經絡都直接或間接循行經過五官。經絡將臟腑與五官緊密相連。正常生理狀態下，由經絡輸送氣血津液，保證五官功能正常，臟腑功能失調，或經絡病變均會影響五官功能，引起損美性疾病。

3. 筋肉、皮膚與經絡的關係

經筋是十二經脈之氣結聚散絡於筋肉關節的體系，分佈同十二經脈在體表循行部位基本一致，稱「十二經筋」，主要作用是連綴四肢百骸主司關節運動。

全身的皮膚是十二經脈的功能活動反映於體表的部位，也是經絡之氣的散佈所在。體表的皮膚按經絡的分佈

部位分區,分屬十二經脈及其所屬絡脈,稱為十二皮部。由經筋、皮部,使筋肉組織、皮膚同內臟之間溝通聯繫起來。正常生理狀態下,由經絡的聯繫、輸送作用,保證了肌肉豐滿,關節滑利,皮膚潤澤,使身體健美。

當經絡病變則會影響器官,器官病變亦會影響經絡,而經絡、器官的病變均會影響筋肉、皮膚發揮正常功能,甚至發生損美性疾病。由刺激經絡可以治療某些損美性疾病,達到美容健體的目的。

人體經絡系統溝通聯繫臟腑、皮肉筋骨、五官九竅,使其成為有機的整體,同時經絡系統運行氣血,營養周身;維持人體正常生理活動,保持健康體魄與健美所以經絡學說被廣泛應用於美容學中,成為保健美容和治療美容的重要理論基礎。

採用針灸、推拿按摩等用於美容,就是根據經絡學說,針對需要保健或治療的體表或面部,選擇有關經絡的穴位給予刺激,由經絡系統傳於體內有關臟腑,疏通氣血,從而達到使面部和體表器官健美的目的。

六、病因與發病

中醫學認為,人體各臟腑組織之間,以及人體與外界環境之間存在著既對立又統一的相互關係,在矛盾運動的過程中,維護著相對的動態平衡,從而保持著人體正常的生理活動。當這種動態平衡遭到破壞,又不能及時調節得以恢復時,就會導致發生面部皮膚疾病。

破壞人體相對平衡狀態而引起疾病的原因就是病因。

如氣候異常、精神刺激等均可導致疾病的發生。

(一)六　淫

六淫即風、寒、暑、濕、燥、火六種外感病邪的統稱。在正常情況下六淫是自然界不同的六種正常變化，稱為「六氣」。當氣候異常時，六氣太過或不及，或非其時而有其氣時，入氣便成為致病因素。

若人體正氣不足，抵抗力抵下，則導致人體發病、成為「六邪」，即「六淫」。

1.風

為春季的主氣，為百病之長，其性輕揚善行數變，具有發病迅速，消退快，游走不定的特點，且風邪常為外邪致病的先導。《素問・太陰陽明論》說：「傷於風者，上先受之。」說明風邪致病常傷及人體的上部（頭面）肌表，常引起頭面部劇烈瘙癢、皮膚乾燥、皮膚過敏等病症。

2.寒

為冬季主氣，為陰邪，其性清冷、凝滯、收引，易傷陽氣，且阻礙氣血運行，主疼痛。寒凝氣滯，經脈拘急收引，可見面色發青，甚至青紫。陰寒內盛、可致面色蒼白淡青或青黑。

3.暑

為夏季的主氣，乃熱所化生。其性炎熱升散、員易耗氣傷津，且暑多挾濕、常與濕邪相混為病，損傷脾胃，致脾虛運化失司，痰濕阻滯出現黃褐斑等皮膚疾病。

4.濕

為長夏主氣，為陰邪，其性重著，黏滯趨下，易襲陰位，陰遏氣機，損傷陽氣，濕邪損傷陽氣，則可見痤瘡、

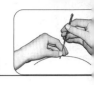

扁平疣、黃褐斑、眼泡浮腫等。

5. 燥

為秋季主氣，性乾燥，易傷津液。燥邪致病，多從口鼻而入，可見皮膚乾澀，皺紋，毛髮不榮，口鼻乾燥等症。

6. 火（熱）

為陽盛所生，放火熱並稱。火（熱）為陽邪，其性炎上，易耗氣傷津，生風動皿，致腫瘍。火熱之邪灼傷津液，而致津血虧耗，則可見痤瘡、扁平疣、皮膚紅灼等症。

（二）七　情

七情指喜、怒、憂、思、悲、恐、驚七種情志變化的總稱。情志活動是一種正常的生理現象，一般不會發病。如突然、強烈或長期的、持久的情志刺激，超過了人體正常的生理活動範圍，使機體氣機紊亂，臟腑陰陽氣血失調，就可導致疾病發生。這樣的情志活動才是致病因素。

人體的情志活動與臟腑，尤其與五臟之間的關係更為重要。中醫學認為，人們對外界環境刺激所引起的情志變化，是由五臟的生理活動所產生的。

據《素問·陰陽應象大論》記載：「心在志為喜，肝在志為怒，脾在志為思，肺在志為憂，腎在志為恐。」又說：「怒傷肝」「喜傷心」「思傷脾」「憂傷肺」「恐傷腎」。可見七情變化直接影響相應內臟，可使氣血失調而導致各種皮膚疾病發生。

臨床上不同的情志刺激，可對臟腑有不同的影響。但並非絕對如此，因為人體是一個有機的整體。《靈樞·口問》說：「心者，五臟六腑之主也……」這裏指各種情志刺激都與心有關，心神受損可涉及其他臟腑。

心主血藏神，如思慮勞神過度，常損傷心脾，導致心脾氣血兩虛，可見因脾氣虛而致的黃褐斑，血虛所致的皮膚破裂、面色萎黃、無光等。肝藏血主疏泄、如長期情緒煩躁易怒鬱結而致的黃褐斑、痤瘡。

(三) 飲食勞逸

飲食勞逸是人類生存和保持健康的根本保證。若飲食不節，勞逸不調，則會影響人體的正常機能，使氣機紊亂，正氣損傷，則可見皺紋、早衰、白髮等病變。

若飲食不節，饑飽失常或不潔均可損傷脾胃，則可見因脾虛而發生的黃褐斑、痤瘡。因津液生化不足而致皺紋、皮膚乾燥等病症。

若飲食偏嗜，如過食辛辣厚膩則可引發痤瘡、皺紋。

勞逸損傷，若勞力勞神過度，則傷及心脾腎，致心脾腎氣血虛弱，可見黃褐斑、皮膚粗皺、面色萎黃、無光等皮膚病症。

(四) 痰飲、瘀血

痰飲和瘀血是某種致病因素作用於人體後在疾病過程中所形成的病理產物；這種病理產物又能直接或間接作用於人體發生多種病症，故又屬於致病因素。

痰飲由肺、脾、腎及三焦等臟腑氣化功能失常、致津液停積而成。痰之為病，若阻於脾或腎、則見黃褐斑、皺紋、皮膚乾燥、面色萎黃等症。

瘀血是指體內有血液停滯，包括離經之血積存體內，或血運不暢阻滯於經絡及臟腑的血液。瘀血形成的原因主要為氣虛、氣滯、血寒、血熱等使血行不暢而凝滯，或外傷、氣虛失攝、血熱妄行等原因造成血離經脈、積存於體

內而形成瘀血。

瘀血致病因瘀阻的部位和形成瘀血的原因不同而異。瘀阻於心，血行不暢，則可見面色黎黑、瘀斑、紅縷或面色無華等。瘀阻於肝，則可見麵包青晦、黃褐斑等肝鬱氣滯之症。瘀阻顏面局部，則可見局部青紫、腫痛。

（五）外傷與環境

1. 外　傷

各種外傷若傷及額面，均可使額面受到損傷。如燒傷，凍瘡，蟲蛇咬傷，出血。此外，還有動植物類、化學物品過敏等。

2. 環　境

居住生活環境對膚色也有不同程度的影響，如地處高寒者，顏色紅亮。又如地理環境優美的，氣溫宜人，生活富裕者，則膚美色白，體態豐健。

七、中醫美容的調治原則

（一）調和陰陽

陰陽失調是一種病理，它是對臟腑經絡氣血、營衛等相互關係失調，以及表裏出入、上下升降等氣機運動失常的概括。陰陽失衡，如陰虛則出現五心煩熱、盜汗、失眠多夢，皮膚可出現痤瘡、黃褐斑、皺紋等症狀，再如陽虛，可出現浮腫、黃褐斑。

醫家採取調和陰陽的方法，使機體達到「陰平陽秘，精神乃治」。陰陽調和，人體生理功能正常，就會出現斑退、痘消、皺平、皮膚健美，是治病的大法。

(二)扶正祛邪

中醫認為人的機體活動，包括臟腑、經絡氣血等功能和抗病、康復能力，簡稱為「正」或「正氣」。一切致病因素均稱為「邪」或「邪氣」。疾病過程，可以說是正邪矛盾鬥爭的過程。「正氣存內，邪不可干」，說明人的體質良好，抗病能力強。「邪之所湊，其氣必虛」，是講人體正氣相對虛弱，抗病力低下，故而發生疾病。《素問·通評虛實論》說：「邪氣盛則實，精氣奪則虛。」

其治療方法是「實則瀉之，虛則補之」。如既有脾虛的黃褐斑，又有血虛性的風疹。中醫治則以扶正祛邪為原則，由健脾養血使其黃褐斑消退，由活血達到祛風使其風疹消退。由扶助正氣，提高機體抗邪能力。身體邪氣盛，如肝鬱化熱而出痤瘡和肝氣鬱結導致的黃褐斑，中醫以清熱解毒，疏肝理氣，活血化瘀為治則，由瀉實而達到祛邪的目的這就是祛邪，即祛除病邪，使邪去正安。

(三)調整臟腑功能

人體是一個有機的整體，五臟六腑之間在生理上是相互協調、促進，而在病理上則是相互影響。

中醫認為，面部的疾病和臟腑功能的失調有密切關係，比如黃褐斑的形成多與肝、脾、腎三臟功能失調有關。肝鬱氣滯，氣滯則血瘀，臉上可出黃褐斑；脾虛痰濕，氣血運化失職，統攝無力面部也可生黃褐斑；腎陰虛則精虧血少，血液黏稠而面部還可長黃褐斑。

要消除黃褐斑，則應疏肝理氣、活血化瘀，或健脾養胃、活血理血，或養陰補腎、活血化瘀而達到調整臟腑功能、色榮斑退之功效。

根據各臟腑生理上的相互聯繫、病理上相互影響的理論，注意調整各臟腑之間的關係，使其功能協調，就能收到較好的治療效果。

（四）調和氣血

　　氣血是各臟腑功能活動的主要物質基礎，氣血各有其功能作用。氣血失調則會在面部產生黃褐斑。在生理上氣能生血，氣能行血、氣能攝血、故稱「氣為血之帥」。而血能為氣的活動提供物質基礎，血能載氣，故稱「血為氣之母」。

　　氣能生血，氣旺則血生，氣虛則血不足。血虛或氣血兩虛，出現面色萎黃，口唇淡，皮膚乾皺，面無光澤，治則補氣生血，可使黃膚變白，唇紅如朱，皮膚豐瑩潤澤。

　　氣能行血，氣虛或氣滯，可致血行減慢而停滯不暢，面色晦黃，口唇暗淡，出現黃褐斑。治則可健脾養顏可使黃褐斑消退，皮膚靚麗光澤，口唇紅潤。

　　氣滯亦可致血瘀，出現面色青晦，口唇暗淡，面部長斑。治則疏肝理氣，活血化瘀，可使黃褐斑消退，皮膚由青變白，口唇紅潤。

　　氣能攝血，氣虛不能攝血，可導致血離經而出現出血，皮膚紫癜等。

（五）三因制宜

　　三因制宜是指治療疾病要根據季節、地區及人體的體質、年齡等不同而制定適宜的治療方法。

　　因時制宜，是根據時令氣候的特點進行治療。比如夏季，由於紫外線輻射強，面部的黃褐斑會加重，多見陰虛，故治療多以養陰為主；而冬季，多見陽虛，故治療以壯陽為主。

因地制宜，是根據不同地區的地理和人們的生活習慣的差異進行治療。如南方濕熱，北方寒冷，故治法不同。

因人制宜，是根據人體的體質、年齡、性別和病情的不同來制定適宜的治療方法。如年輕人，多氣盛血旺，加之內分泌不穩定，故面部常見痤瘡。久病體虛、營衛不固者，邪氣宜侵入，而生扁平疣或風疹。

黃褐斑多出現於女性，與其性別特徵有關。男女生理上的差異，是女性容易長斑的一個重要因素。故在治則上，要因人而異，制定適宜的方法。對於年輕人，應多以清熱瀉火為主，而久病體虛則應以扶正祛邪為主，增強機體的抵抗力。

第三節　針灸美容的作用機理

針灸美容是運用針刺或艾灸的方法刺激人體腧穴，由腧穴作用於經絡、臟腑，以調和陰陽，扶正祛邪，疏通經絡，行氣活血而達到防病治病，身體健美，皮毛潤澤的目的。經絡是針灸美容法的物質基礎。由它流通氣血，內通臟腑，外絡肢節，聯絡五官九竅、四肢百骸。使人體成為一個有機的整體。

針灸美容法由腧穴調節經絡的虛實，從而達到祛斑、美形、消臭、美髮等目的。

經絡是經脈和絡脈的總稱，它是中醫學理論體系中重要的組成部分之一。經絡學是研究人體經絡的生理、病理及與臟腑相互關係的學說。經絡中的「經」指經脈，是經絡中的主幹。主要是豎行的；「絡」指的是絡脈，是經脈

別出的分支，有網路的含義，較經脈細小，縱橫交錯，遍佈全身，細小的絡脈叫「孫絡」。

經絡的內容很多，它包括十二經脈、奇經八脈、十五別絡、十二經筋、十二經別、十二皮部。其中十二經脈的每一條經分別與一臟或一腑直接聯繫。

十二經脈再加上奇經八脈中的督脈和任脈合稱為十四經脈，這是人體主要的經脈。十四經脈，在外基本上覆蓋了人的體表，可使氣血流通，潤養皮膚毛髮、頭面五官，並能抵禦外邪的侵襲，防止各種損容性疾病的發生。

一、經脈與臟腑的關係

臟腑學說是研究臟腑組織器官的生理功能、病理變化及相互關係的學說，是中醫學的基礎理論之一。臟腑是人體的組織器官，每個臟腑均與一條經脈相連。針灸美容由刺激腧穴來調整經脈之氣，以達到調節臟腑的目的，起到美容的作用。

(一) 手太陰肺經與手陽明大腸經

肺居胸中，開竅於鼻，司呼吸，而主一身之氣，外合皮毛，上與喉鼻相通，其脈與大腸聯絡而為表裏，肺為嬌臟，不耐寒熱，所以當外邪由口鼻或皮毛侵入，每先犯肺。肺有宣發衛外的功能，可輸布精氣於皮毛。

《素問・五臟生成篇》說：「肺之合皮也，其榮毛也」。肺的生理功能正常，則衛氣輸布於體表肌膚，使體表開合通利，防禦功能正常，可抵禦外邪，同時皮膚柔和潤澤，腠理細緻緊密，給人以美的感覺。反之則出現皮毛

枯槁，多汗，面色無華，易患感冒等病症。

因此，在針灸美容中皮膚毛髮的疾患可由調肺經來治療。因肺與大腸互為表裏關係，調節肺可影響到大腸，同樣調節大腸也可影響到肺的功能。

（二）足太陰脾經與足陽明胃經

脾胃為後天之本。脾主運化，既可運化水穀精微到全身各處，又能運化水液，使全身水液分佈均衡。脾主肌肉、開竅於口。其華在唇。脾為後天之本，為氣血生化之源，全身各臟腑器官都依賴於氣血的濡養，氣血充盛才能維持正常的生命活動，表現出肌肉豐滿，體格健壯，肌膚毛髮有光澤，即「容光煥發」的狀態；相反則出現精神萎靡不振，面色萎黃，毛髮稀疏，肌肉鬆弛或肌肉萎縮，形體消瘦等。

另外，脾主運化水濕，可使人體吸收的水液分佈到機體的各部位，進行正常的吸收和排泄，防止水液在體內不正常的停滯。如果水液停滯就會成濕成痰，可形成水腫、肥胖及各種病症。如果水濕不運，日久化熱可形成其他損容的病變，如痤瘡、酒渣鼻等。水濕停留病重者可影響到心、肺的功能。

胃與脾相表裏。胃的主要功能是容納和腐熟水穀，主降、主傳化，胃不能使食物停滯。脾是主升的。脾胃一升一降完成人體對水穀精微的吸收，使各種營養成分輸布到周身，讓機體各部分都得到滋養。如果胃有疾病也可影響到脾的功能。

（三）手少陰心經和手太陽小腸經

心主血脈，心主神志，心與小腸互為表裏，心開竅於舌，其華在面。心主要的功能是推動血液在血脈中運行。

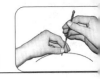

因為頭面部的血脈分佈非常豐富，所以心功能的正常與否和顏面的榮潤關係極大。

心氣旺盛則面部及全身的皮膚得到滋養，面色紅潤，皮膚有光澤且富有彈性；如果心氣不足，心血虧虛則出現面色不華，皮膚粗糙，更甚者則出現氣血瘀滯，血脈受阻，可見到面色灰暗，舌紫暗；如果失血則見面白如紙。

小腸的功能是泌別清濁，吸收清潔之水液而使濁液排出體外，如果心有熱移於小腸則可見口舌生瘡，小便短赤等。因心與小腸互為表裏，心有病時也可以從小腸著手來輔助治療。

(四) 足少陰腎經與足太陽膀胱經

腎為先天之本，主藏精，既藏先天父母之精，也藏五臟之精，即後天之精。精是構成人體的基本物質，精可生化腎氣，腎氣可溫煦五臟，使五臟功能正常，氣血旺盛。腎氣的盛與衰，在外則表現為人體的強壯與衰老。《素問》中有「年過四十，陰氣自半」之說，亦指腎之陰精的減少使 40 歲以後的人出現各種衰老的症狀，如皺紋的出現，步履較年輕人緩慢等等。

雖然人體衰老這一自然規律是無法抗拒的，但是可以由針灸的方法使其發展得緩慢一些。腎精充足，腎氣旺盛是容貌不衰的根本保證。腎又開竅於耳，腎司二陰，其華在髮。如果腎精不足，則可出現耳鳴耳聾，亦可出現脫髮或「少白頭」。因此在美容上腎佔有很重要的地位。

腎與膀胱相表裏。膀胱為儲存、排泄尿液的器官，而且有氣化作用，使清濁分開，清者上升回歸體內，濁音排出體外。膀胱經脈行於人體背部，在經脈上分佈有各臟腑

的背俞穴，可以調節人體各臟腑的功能。用這些腧穴治療後可使人體功能達到最佳狀態而使衰老減緩。

（五）手厥陰心包經和手少陽三焦經

心包為心之外圍。因為心為「君主之官」，如同封建社會認為君主不能受任何侵犯。所以要心包來代替心受邪。心包的功能與心相同，不再贅述。

三焦為人體水穀精微的通路。中醫認為人體胸膈以上部位屬上焦，胸膈至臍的部位為中焦，臍以下的部位為下焦。三焦實際上是人體氣血水液流動的通道，它是作為一個腑而存在的。三焦主要影響水液的代謝，如果三焦功能失常，水液不能正常運行，可使人體肥胖甚至出現水腫、面部浮腫等症狀。針灸治療時可從三焦經上取。

（六）足厥陰肝經和足少陰膽經

中醫理論認為肝主藏血，肝主疏泄，肝主筋，肝開竅於目，其華在爪，與膽互為表裏。肝血不足時，血液不能濡養皮膚，可出現面色不華，皮膚乾燥，爪甲無光澤或乾裂。肝主疏泄，主要包括調暢氣機，促進脾胃的運化和調節情志這三個功能。

調氣機主要是推動血液的正常運行。如果血流不暢，出現氣滯血瘀，在面部可見黃褐斑等色素沉著。肝調氣機的功能還可影響到婦女的月經。

肝可促進脾胃的消化功能，如果疏泄失調可見口苦，脘腹胸脇脹滿，噯氣，甚則出現黃疸，形體消瘦，這時用針灸的方法調節肝經，可起到治療作用。

肝還能調節情志，如果肝血充盈，肝的一切機能正常，則人的情志正常，在外表現為心情舒暢，人不易衰

老；反之因各種原因引起肝的機能失常，則可見鬱鬱不樂或多愁善感。皺紋過早地出現在面部。如果整日悶悶不樂也會影響到肝的疏泄功能。因此遇事要寬宏大量，不要斤斤計較，保持一個好的心態對美容是十分重要的。

　　肝開竅於目，如果肝臟功能正常。人則神采奕奕，雙目炯炯有神；反之則雙目無光，甚則兩目乾澀，近視、夜盲、目赤生翳、斜視、眼瞼潤動等。

　　膽與肝相表裏，中醫認為膽中有相火，如果相火妄動則會出現口苦、失眠、頭痛、胸悶、眩暈、耳聾耳鳴等。這時取一些膽經腧穴針灸，可以治療這些病症。

　　以上是經脈所聯繫的各臟腑的功能及一些損容的情況。如果某臟腑出現了功能失調可以選取相應的及相表裏的臟腑的經脈，用針灸的方法來調節，以達到治病、美容的目的。

二、經脈與頭面的關係

　　美容，主要在一個「容」字，容又主要突出於面部。五臟六腑之精氣都在面部表現出來。很多經脈都通過頭部，選用這些經脈上的腧穴來調節經脈和臟腑之氣，則既可美容又可美髮。

(一)頭面部正面部位的經脈

　　頭面部是人體五臟六腑功能外在表現的一個重要窗口。中醫治病的四診中把望診放在首位，望診中首先又是望面部。面部正面有很多重要的經脈在此經過，包括有手陽明大腸經、足陽明胃經、手少陰心經、足太陽膀胱經、足厥陰肝經、督脈、任脈等。如此部位有損容的病變可取

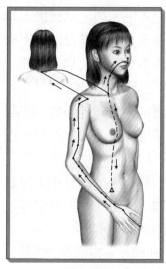

圖 1-7

相應的經脈來治療。

（1）手陽明大腸經起於食指末端……其支脈，上走頸部，通過面頰，進入下齒齦。回繞至上唇，交叉於人中，左脈向右，右脈向左，分佈在鼻孔兩側，與足陽明胃經相接（圖 1-7）。

（2）足陽明胃經起於鼻翼兩側，上行到鼻根部……向下沿著鼻的外側，進入上齒齦內，回出環繞口唇向下交會於頦唇溝承漿處，再向後沿著腮後下方，出於下頜大迎處，沿著下頜角，上行耳前，經過上關，沿著髮際，到達前額；另外一支從下頜角前下頸，行下胸腹部（圖 1-8）。

（3）手少陰心經起於心中，主要行於上肢前內側，但有一支脈挾咽喉上行，連繫「目系」（眼球連繫於腦的部位，圖 1-9）。

（4）足太陽膀胱經起於目內眥，上額交會於巔頂，一分支從頭頂到顳部，另一分支從頭頂入裏聯絡腦，下行於背部兩側（圖 1-10）。

（5）足厥陰肝經起於足大趾毫毛部……沿著喉嚨的後面，向上進入鼻咽部，連接於「目系」，向上出於前額，與督脈會合於巔頂，「目系」的支脈，下行頰裏，環繞唇內……向上流注於肺，與手太陰肺經相接（圖 1-11）。

（6）督脈起於小腹內，沿後下中線上行……上行巔

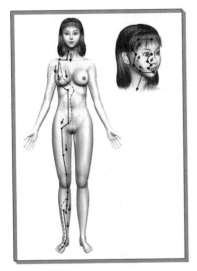

圖1-8

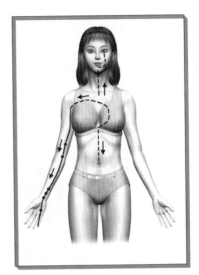

圖1-9

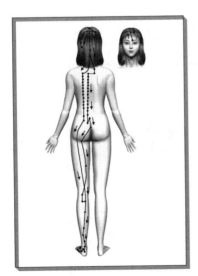

圖1-10

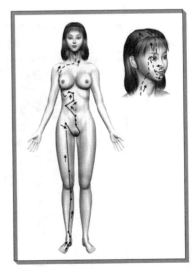

圖1-11

頂，沿前額下行鼻柱，在頭面部也行於正中線上（圖1–12）。

（7）任脈起於小腹內，行於人體前正中線，到達咽喉部，再上行環繞口唇，經過面部，進入目眶下，與足陽明胃經相接（圖1–13）。

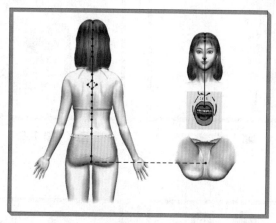

圖 1–12

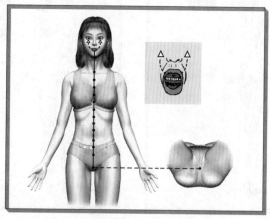

圖 1–13

(二)頭面部側面的經脈

頭面部側面分部有手太陽小腸經、手少陽三焦經、足少陽膽經三條經脈。如頭部側面有損容疾患，可取這些經脈上的腧穴來治療。

（1）手太陽小腸經起於手小指外側端……沿著頸部上達面頰，至目外眥，轉入耳中。頰部支脈，上行目眶下，抵於鼻旁，至目內眥與足太陽膀胱經相接，而又斜行絡於顴骨部（圖 1–14）。

（2）手少陽三焦經起於無名指末端……上走頸部。沿耳後直上，出於耳部上行額角，再屈而下行至面頰部，到達眶下部；耳部支脈，從耳後進入耳中，出走前耳，與前脈交叉於面頰部，到達目外眥，與足少陽膽經相接（圖 1–15）。

（3）足少陽膽經起於目外眥，向上到達額角部，下行至耳後，沿著項部行於手少陽經的前面……耳部的支脈，

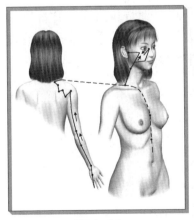

圖 1–14

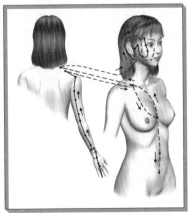

圖 1–15

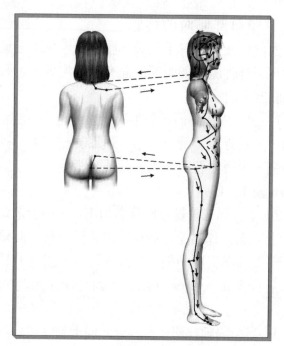

圖 1–16

從耳後進入耳中，出走前耳，到目外眥後方；外眥部的支
脈，從目外眥部分出，下走大迎，會合於手少陽經，到達
目眶下，下行頰車……向下行於身體側面（圖 1–16）。

第二章

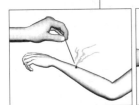 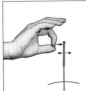 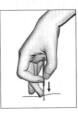 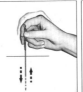 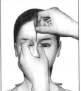

針灸美容
常用操作方法

針法和灸法是針灸美容所必須掌握的基本技能，在針灸美容中佔有極其重要的地位。《素問‧湯液醪醴論》說：「砭石針艾治其外」，說的是針刺和艾灸均屬外治法範疇。砭石，即針具的前身。針刺美容就是採用不同的針具，刺激人體的一定部位，運用各種方法激發經氣，以調整人體功能，達到美容的目的；艾灸則是採用艾絨等各種藥物以燒灼，薰燙體表的一定部位，也是由經絡的作用而達到防衰駐顏、美化容顏的目的。

　　長期以來，針和灸在臨床上常結合應用，故合稱為針灸。《靈樞‧官針》說：「針所不為，灸之所宜」。這說明針和灸應用上可以相互補其不足。針灸美容有著悠久的歷史，特別是新中國成立後，對針灸工具和應用方法有了很大發展。在穴位、經絡的基礎上，結合現代科學知識，形成了多種新針法，如電針、水針（穴位注射）鐳射穴位照射以及於一定部位內取穴的頭針、耳針等，使針灸美容的內容和方法更加豐富多彩。

　　本章重點介紹針灸美容的臨床常用方法。

第一節　毫針法

　　毫針針刺美容法是運用針刺體表的一定部位或穴位，從而激發經絡、臟腑組織功能、促進氣血運行、防衰抗老，祛病益顏達到美化容顏的一種方法。

　　毫針為古代「九針」之一，是針灸美容中最為常用的一種針具。因為毫針適用於全身可刺灸的任何腧穴，是針灸美容的主要針具，在古代針灸美容方法中刺法也是極為

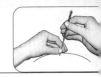

常用的，因而毫針刺法是在針灸美容臨床中所必須掌握的基本針法。

一、針　具

1. 毫針的質料

毫針是從古代的九針之一逐步改進、發展而來。是以金屬製成。古代的毫針多以鐵為原料，針體較粗，易鏽易折，極少數用黃金白銀製作，稱為金針或銀針，金、銀雖有其光澤耐用、不易生鏽等優點，但因其價格昂貴、難得，且針體較軟，因而不能得到普遍使用。

隨著人類社會的進步，冶金技術也在不斷發展，目前臨床所用毫針多以不銹鋼製成。因其具有耐腐蝕、不生鏽、細而勻、甚光滑、有彈力、韌性強、不易折等特點，且為操作靈便，使用安全提供了可靠保證，並有利於保藏與消毒，故為廣大針灸美容工作者所喜用。

2. 毫針的結構

可分為五個部分。（見圖 2-1）

針尖：針之尖端，亦名針芒。

針身：針尖與針柄之間，為針之主體，故又稱針體。

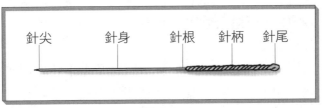

| 針尖 | 針身 | 針根 | 針柄 | 針尾 |

圖 2-1

針根：針身之根部與針柄相接處。

針柄：在針之後部，以細金屬絲纏繞而成。

針尾：針柄之末端，用纏針柄之細金屬絲纏繞成圓筒狀，以便觀察捻轉角度。

3. 毫針的規格

毫針的規格主要是以針身的長短粗細的不同而定。針灸美容中以 25～75 毫米粗細者最為常用。短針多用於耳針及淺刺中，長針多用於肌肉豐厚部位的深刺中。

二、操作方法

(一)針刺時患者的體位

針刺美容時，病者採取適當的體位頗為重要。體位不當影響準確取穴，並容易發生暈針、折針、彎針等事故。選用體位的原則是：病人舒適並能持久，同時又要便於術者操作。這樣看來以臥位較為適宜，目前在多數美容院中，針灸治療時大部分採用該種體位。

常用的臥位可分三種：

1. 仰臥位

適用於頭面、胸腹、上下肢前側及內外側穴位。如上星、攢竹、太陽、乳根、中脘、關元、天樞、內關、足三里、陽陵泉、三陰交等穴（圖 2-2）。

2. 側臥位

適用於頭面、頸項、肩背、胸腹及上下肢外側穴位，如太陽、頰車、下關、風池、章門、腎俞、委中等穴（圖 2-3）。

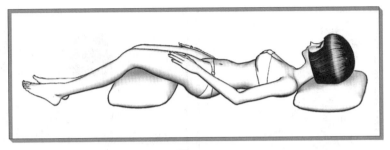

圖 2-2

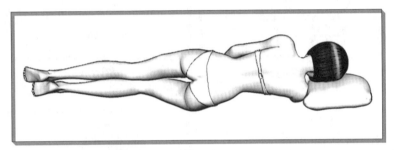

圖 2-3

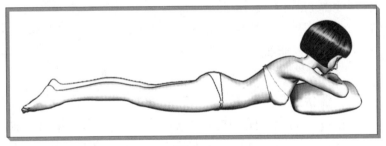

圖 2-4

3. 俯臥位

　　適用於後頸、背、腰、腿等後側穴位，如風池、風府，背部心俞、肝俞、胃俞、委中、承山等穴（圖 2-4）。

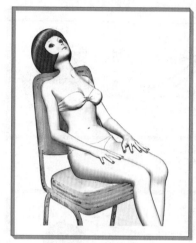

圖2-5

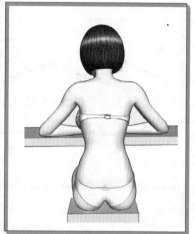

圖2-6

常用坐位有三種：

1. 仰靠坐位

頭向後仰坐靠於椅背，取頭頸部的穴位，如攢竹、絲竹空、陽白、四白、迎香、地倉、承漿等穴（圖2-5）。

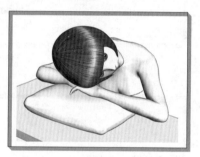

圖2-7

2. 側伏坐位

屈肘於桌上，頭側枕在肘部，用於取下關、翳風、頰車、大迎、太陽、絲竹空、頭維等穴（圖2-6）。

3. 俯伏坐位

屈肘於桌上，雙手重疊低頭前額置於手腕部。適用於後頭、項部、背部，如風府、風池、大椎及背部穴位等（圖2-7）。

(二)針刺中的消毒

由於廣大針灸美容工作者對針刺消毒的重視，發生感染者，微乎其微，然而應當指出尚有少數人對此重視不夠。也曾有報導，因消毒不嚴而引起局部感染、化膿等，給患者造成不應有的痛苦。因此，必須強調針刺中的針具、穴位、術者雙手的嚴格消毒。

(三)進 針 法

在進行針刺操作時，一般應雙手協同操作，緊密配合。臨床上一般用右手持針操作，主要是拇指、食指、中指夾持針柄，其狀如持筆，稱為「刺手」。左手切按壓所刺部位或輔助針身，稱為「押手」。《難經・七十八難》說：「知為針者信其左，不知為針者信其右。」《標幽賦》更進一步闡述其義：「左手重而多按，欲令氣散；右手輕而徐入，不痛之因。」

刺手的作用是掌握針具，施行手法操作。進針時，運指力於針尖，而使針入皮膚，行針時便於左右捻轉、上下提插和彈震刮搓以及出針時手法操作等。

押手的作用主要是固定腧穴的位置，夾持針身，協助刺手進針，使針身有所依附，保持針身垂直，力達針尖；以利於進針，減少刺痛和協助調節、控制針感。

具體的進針方法，臨床常用有以下幾種；

1. 單手進針法（圖 2-8）

多用於較短的毫針。用右手拇

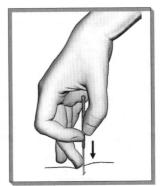

圖 2-8

指、食指持針，中指端緊靠穴位，指腹抵住針體中部，當拇指、食指向下用力時，中指也隨之屈曲，將針刺入，直至所需的深度。此法三指並用，尤其適宜於雙穴同時進針。

此外，還有用拇指、食指夾持針體，中指尖抵觸穴位，拇指、食指所夾持的針不超出中指尖端而迅速刺入，不施捻轉。針入穴位後，中指即離開應針之穴，此時拇指、食指、中指可隨意配合，施行補瀉。

2. 雙手進針法

（1）指切進針法

又稱爪切進針法，用左手拇指或食指端切按在腧穴位置上，右手持針，緊靠左手指甲面將針刺入腧穴。此法適宜於短針的進針（圖2-9）。

（2）夾持進針法

或稱騈指進針法，即用嚴格消毒的左手拇指、食指夾住針身下端，將針尖固定在所刺腧穴的皮膚表面位置，右手捻動針柄，將針刺入腧穴。此法適用於長針的進針（圖2-10）。

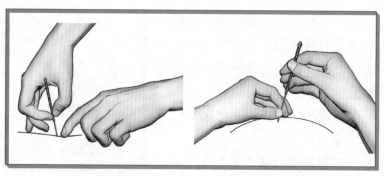

圖2-9　　　　　　　　　　圖2-10

臨床上也有採用插刺進針的，即單用右手拇指、食指夾持針身下端，使針尖露出7～10毫米，對準腧穴的位置，將針迅速刺入腧穴，然後押手配合，將針捻轉刺入一定深度。

　　（3）舒張進針法

　　用左手食指、中指或拇指、食指將所刺腧穴部位的皮膚向兩側撐開，使皮膚繃緊，右手持針，使針從左手食指、中指或拇指、食二的中間刺入。此法主要用於皮膚鬆弛部位的腧穴（圖2-11）。

　　（4）提捏進針法

　　用左手拇指、食指將所刺腧穴部位的皮膚提起，右手持針，從捏起的上端將針刺入，此法主要用於皮肉淺薄部位的腧穴，如印堂穴（圖2-12）。

　　以上各種進針方法在臨床上應根據腧穴所在部位的解剖特點、針刺深淺和手法的要求靈活選用，以便於進針和減輕病人的疼痛。

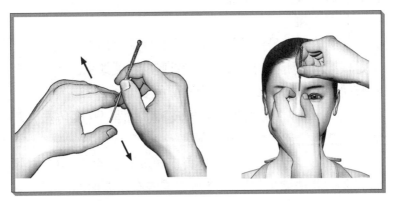

圖2-11　　　　　　　　　圖2-12

3. 針管進針法

將針先插入用玻璃、塑膠或金屬製成的比針短 10 毫米左右的小針管內，放在穴位皮膚上，左手壓緊針管，右手食指對準針柄一擊，使針尖迅速刺入皮膚，然後將針管去掉，再將針刺入穴內。此法進針不痛，多用於兒童和懼針者。也有用安裝彈簧的特製進針器進針者。

(四) 針刺的角度和深度

針刺的角度和深度，是毫針刺入皮下後的具體操作要求。在針刺操作過程中，掌握正確的針刺角度、方向和深度，是增強針感、提高療效、防止意外的關鍵。

腧穴定位的正確，不應僅限於體表的位置，還必須與正確的進針角度、方向和深度等有機地結合起來，才能充分發揮其應有的效應。臨床上同一腧穴，由於針刺的角度、方向和深度的不同，所產生針感的強弱、感傳的方向和治療效果常有明顯的差異。針刺的角度、方向和深度，要根據施術腧穴所在的具體位置、病人體質、病情需要和針刺手法等實際情況靈活掌握。

1. 角　度

針刺的角度是指進針時針身與皮膚表面所形成的夾角。它是根據腧穴所在的位置和醫者針刺時所要達到的目的結合起來而確定的。一般分為以下三種角度（圖 2-13）。

（1）直刺：直刺是針身與皮膚表面呈 90 度角垂直刺入。此法適用於人體大部分腧穴。

（2）斜刺：斜刺是針身與皮膚表面呈 45 度角左右傾斜刺入。此法適用於肌肉淺薄處或內有重要臟器，或不宜直刺、深刺的腧穴。

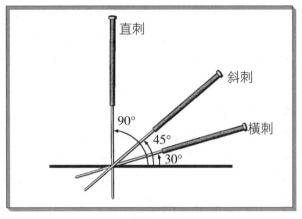

圖 2-13

（3）平刺：平刺即橫刺、沿皮刺。是針身與皮膚表面呈 30 度角左右或沿皮以更小的角度刺入。此法適用於皮薄肉少部位的腧穴，如頭部的腧穴等。

2. 深　度

針刺的深度是指針身刺入人體內的深淺度數，每個腧穴的針刺深度，在腧穴各論中已有詳述，在此僅從患者的體質、年齡、病情、部位等方面做以介紹。

（1）年齡：年老體弱，氣血衰退，小兒嬌嫩，稚陰稚陽，均不宜深刺；中青年身強體壯者，可適當深刺。

（2）體質：對形瘦體弱者，宜相應淺刺；形盛體強者，宜深刺。

（3）病情：陽證、新病宜淺刺；陰證、久病宜深刺。

（4）部位：頭面、胸腹及皮薄肉少處的腧穴宜淺刺；四肢、臀、腹及肌肉豐厚處的腧穴宜深刺。

針刺的角度和深度關係極為密切，一般來說，深刺多

用直刺，淺刺多用斜刺、平刺。對天突、風府、啞門等穴以及眼區、胸背和重要臟器部位的腧穴，尤其應注意掌握好針刺角度和深度。至於不同季節對針刺深淺的影響，也應予以重視。

(五)行針手法

毫針刺入穴位後，為了使患者產生針刺感應，或進一步調整針感的強弱，以及使針感向某一方向擴散、傳導而採取的操作方法，稱為「行針」亦稱「運針」。行針手法包括基本手法和輔助手法兩類。

1. 基本手法

行針的基本手法是毫針刺法的基本動作，從古至今臨床常用的主要有提插法和捻轉法兩種。兩種基本手法臨床施術時既可單獨應用，又可配合應用（圖 2-14）。

（1）提插法：是將針刺入腧穴一定深度後，施以上提下插的操作手法。使針由淺層向下刺入深層的操作謂之插，從深層向上退至淺層的操作謂之提，如此反覆地做上下縱向運動就構成了提插法。

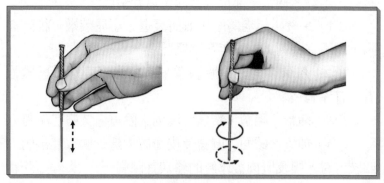

圖 2-14

對於提插幅度的大小、層次的變化、頻率的快慢和操作時間的長短，應根據患者的體質、病情、腧穴部位和針刺目的等靈活掌握。

　　使用提插法時的指力一定要均勻一致，幅度不宜過大，一般以 10～17 毫米為宜，頻率不宜過快，每分鐘 60 次左右，保持針身垂直，不改變針刺角度、方向。通常認為行針時提插的幅度大，頻率快，刺激量就大；反之，提插的幅度小，頻率慢，刺激量就小。

　　（2）**捻轉法**：是將針刺入腧穴一定深度後，施以前向後捻轉動作使針在腧穴內反覆前後來回旋轉的行針手法。捻轉角度的大小、頻率的快慢、時間的長短等，需根據患者的體質、病情、腧穴的部位、針刺目的等具體情況而定。使用捻轉法時，指力要均勻，角度要適當，一般應掌握在 180°左右，不能單向捻針，否則針身易被肌纖維等纏繞，引起局部疼痛和導致滯針而使出針困難。

　　一般認為捻轉角度大，頻率快，其刺激量就大；捻轉角度小，頻率慢，其刺激量則小。

2. 輔助手法

　　行針的輔助手法，是行針基本手法的補充，是以促使得氣和加強針刺感應為目的的操作手法。臨床常用的行針輔助手法有以下六種：

　　（1）**循法**（圖 2-15）：循法是指醫者用手指順著經脈的循行徑路，在腧穴的上下部作輕柔循按的方法。針刺不得氣時，可以用循法催氣。《針灸大成》指出：「凡下針，若氣不至，用指於所屬部分經絡之路，上下左右循之，使氣血往來，上下均勻，針下自然氣至沉緊。」說明

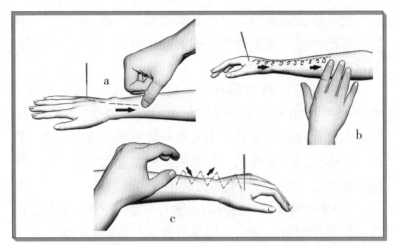

圖 2-15

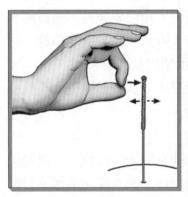

圖 2-16

此法能推動氣血，激發經氣，促使針後易於得氣。

（2）彈法（圖 2-16）：針刺後在留針過程中，以手指輕彈針尾或針柄，使針體微微振動的方法稱為彈法，以加強針感，助氣運行。《針灸問對》：「如氣不行，將針輕彈之，使氣速行。」本法有催氣、行氣的作用。

（3）刮法（圖 2-17）：毫針刺入一定深度後，經氣未至，以拇指或食指的指腹抵住針尾，用拇指、食指或中指指甲，由下而上或由上而下頻頻刮動針柄的方法稱為刮法。

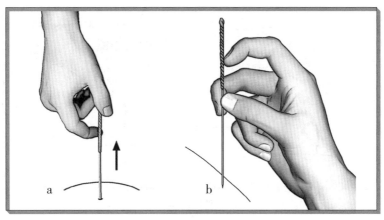

圖 2-17

　　本法在針刺不得氣時用之可激發經氣，如已得氣者可以加強針刺感應的傳導和擴散。

　　（4）搖法（圖 2-18）：毫針刺入一定深度後，手持針柄，將針輕輕搖動的方法稱搖法。《針灸問對》有「搖籃以行氣」的記載。其法有二：一是直立針身而搖，以加強得氣的感應；二是臥倒針身而搖，使經氣向一定方向傳導。

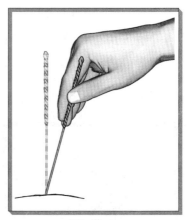

圖 2-18

　　（5）飛法（圖 2-19）：針後不得氣者，用右手拇指、食指執持針柄，細細捻搓數次，然後張開兩指，一搓一放，反覆數次，狀如飛鳥展翅，故稱飛法。《醫學入門》載：「以大指次指捻針，連搓三下，如手顫之狀，謂之

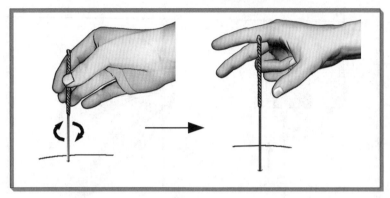

圖 2-19

飛。」本法的作用在於催氣、行氣，並使針刺感應增強。

（6）震顫法（圖 2-20）：針刺入一定深度後，右手持針柄，用小幅度、快頻率的提插、捻轉手法，使針身輕微震顫的方法稱震顫法。本法可促使針下得氣，增強針刺感應。

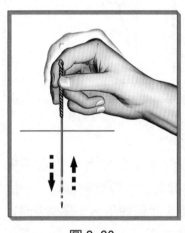

圖 2-20

毫針行針手法以提插、捻轉為基本操作方法，並根據臨證情況，選用相應的輔助手法。刮法、彈法，可應用於一些不宜施行大角度捻轉的腧穴；飛法可應用於某些肌肉豐厚部位的腧穴；搖法、震顫法可用於較為淺表部位的腧穴。透過行針基本手法和輔助手法的施用，主要促使針後氣至或加強針刺感應。

(六) 得　氣

「得氣」是當毫針刺入穴位後，用針刺手法，在穴位內所產生的反應。如：酸、重、麻、沉、觸電樣以及傳導感，而使醫者針下感覺沉緊，或體會到肌肉跳動等。這些反應正是治病取得療效的關鍵，這種反應稱之為「得氣」。

三、注意事項

針刺美容的注意事項，應包括更好地發揮針刺的醫療作用和防止因盲目施針而造成醫療事故。為此，在針刺美容過程中，必須強調用中國醫學理論指導臨床實踐，才能發揮其特長，同時還應結合現代醫學知識，不斷探討新的治療規律，進一步提高療效。

（1）對前來要求針灸美容的患者，應向其做適當的說明，針灸美容並非一朝一夕之功，要按醫者要求堅持來就診。

（2）病人情緒過度激動和大怒大悲之後，或過度疲勞，應安靜休息後，再針刺為宜。過饑、過飽、大汗、大醉之時，亦不宜針刺。

（3）對久病體弱、年老體衰或初診前來針灸美容者，應做到取穴少，針感輕。

（4）針刺中必須隨時觀察病人表情，詢問患者感覺和觀察病人反應，體會針下得氣情況。儘量做到能控制針感。不可深刺、重刺，過度要求強烈針感。必須瞭解穴位的解剖，若屬重要臟器部位，應用短針、斜刺和淺刺。

（5）於孕婦而又需針刺美容者，針刺時不可過猛，針

感不宜過強。腰骶部、下腹部的穴位，以及勞宮、行間、太衝、合谷等穴，不宜針刺。

（6）前來針刺美容的病人，應進行詳細詢問和檢查，若患有出血性疾病，應慎用針刺療法。

總之，整個針刺美容過程中，醫者必須對病人認真負責，細心謹慎，聚精會神。

第二節　艾灸法

灸法是針灸學的重要組成部分，它是利用某種易燃材料和某種藥物，在穴位上或患處燒灼、薰熨和貼敷，借其濕和熱性的刺激，由經絡的作用來調整人體生理功能的平衡，而達到治療美容疾病和美容保健的一種外治方法。

由於灸法主要是由經絡穴位的熱性刺激，故可以加強機體氣血之運行，而達到榮養皮膚的美容目的。

灸法大體上可分為艾灸法和非艾灸法兩大類。艾灸法又可分為艾炷灸、艾捲灸和溫和灸；非艾灸法可分為天灸、燈火灸、硫磺灸、電熱灸等多種。臨床上以艾炷灸和艾捲灸最為常用。

施灸的方法雖有不同，使用的材料亦有多種，現將灸法的各類及適應證分述如下。

一、艾灸法

艾灸法，顧名思義是用艾葉製成的艾絨作為施灸材料而用於灸治的一種方法。

艾葉的性能：據梁·陶弘景《名醫別錄》載：「艾葉，味苦，微溫，無毒，主灸百病。」《本草從新》說：「艾葉苦辛，生溫，熟熱，純陽之性，能回垂絕之陽，通十二經，走三陰，理氣血，逐寒濕，……以之灸火，能透諸經而除百病。」用艾葉作為施灸材料，有通經絡、補養臟腑，行氣活血之功。

　　艾絨的製作及貯藏：明·李時珍《本草綱目》載：「凡用艾時，須用陳久者，治令細軟，謂之熟艾。若生艾灸火則易傷人肌脈。」關於艾絨的製作，李時珍又說：「揀去淨葉，揚去尖屑，入石臼內，木杵搗熟，羅去渣滓，取白者再搗，至柔爛如綿為度。同時焙燥，則灸火得力。」可於每年 3～5 月間，採集新鮮肥嫩的艾葉，充分曬乾，進行碾壓，篩去雜質，反覆多次，即成為白淨柔軟如綿的艾絨。

　　艾絨以陳久耐燃者為最佳。艾絨的儲藏，應將其放入乾燥的容器內，謹防潮濕和霉爛，霉陰季節，尤為注意，常涼常曬，隨用隨取。

（一）艾炷灸

　　施灸時所燃燒的用艾絨製作的圓錐形小體，稱為艾炷灸（圖 2-21）。古代的艾灸，以艾炷灸法最為盛行。關於艾炷的形式，古代又分為圓錐形、牛角形、紡錘形。現代臨床

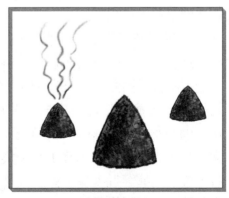

圖 2-21

常用的為圓錐形艾炷。

圓錐形艾炷的製法：

一般是將適量的艾絨放在桌面上，用拇指、食指、中指一邊捏一邊旋轉，把艾絨捏緊成規格大小不同的艾炷。有條件的可用艾炷器製成艾炷，艾炷器中，鑄有圓錐形空洞，洞下留有一小孔，將艾絨放入艾炷器中的空洞，另用金屬（或木製、塑膠製）製成的下端適於壓入洞孔的圓棒，直插孔內緊壓，即成圓錐形小體，然後用探針從艾炷器背面之小孔中將製成的艾炷頂出備用。總之，艾炷越結實越好，如果鬆散，則燃燒不均勻。

古代最常用的艾炷，燃燒約 3 分鐘，臨床上可因人、因穴、因病的不同而靈活掌握，古書載有：「灸不三分，是謂徒冤，炷務大也；小弱，炷乃小作也，以意商量」。就是這個含義。最小者可小如粟米，最大者可大如蒜頭。

現代臨床可分為大、中、小三種，大艾炷高約 1 公分，炷底直徑約 1 公分，可燃燒 3～5 分鐘；中艾炷為大艾炷的一半；小艾炷如麥粒樣。艾炷無論大小，其高度同它的底面直徑大體相等。

古書記載，每燃燒 1 個艾炷，即為 1 壯。施灸的壯數，可根據疾病的性質，病情輕重，體質強弱。年齡大小及治療部位不同而定。一般少則 1～3 壯，多則數十壯。概括說來，凡病久，體質虛弱者艾炷宜小，壯數宜少；初病，體質強壯的艾炷宜大，壯數宜多；肌肉淺薄的頭、面、頸、項、四肢末端宜少壯少灸；肌肉深厚的腰、背、腹、股、肩宜多壯多灸。關於艾炷灸法的操作方式，又可分為著膚灸和隔物灸兩種。

1. 著膚灸

又稱直接灸（圖 2-22）。是把艾炷直接放在皮膚上施灸的一種方法。施灸時如放置的艾炷易倒，可在皮膚上塗以蒜汁或凡士林油。著膚灸因其對皮膚刺激程度的不同，又分為無瘢痕灸、瘢痕灸和發疱灸三種。

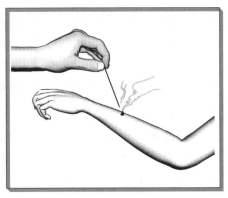

圖 2-22

無瘢痕灸：又稱非化膿灸，臨床上以達到溫燙為目的。施灸後皮膚不致起泡或不致透發成膿灸，灸後不留疤痕，稱無疤痕灸。臨床上多用中小艾炷。

其具體操作，如用中等艾炷，燃燒時病人稍覺燙就去掉，另換一壯。用小艾炷灸時，不等灸火燒到皮膚，病人感到皮膚稍微燒灼時，應立即將艾炷壓滅。總之，以灸至皮膚紅暈、無燒傷，病人感覺舒適為度。本法適用於傳染性軟疣、扁平疣、皮膚痣等。

瘢痕灸：又稱化膿灸。有文字記載，最早見於《針灸甲乙經》。在唐宋時期非常盛行。施灸時用小艾炷，一般每穴每次灸 3～6 壯。此法適用於瘰癧、皮膚潰瘍等，對防病保健也有一定作用。

本法操作時，應擺好體位，選好穴位，並在穴位上塗敷蒜汁或凡士林油，將艾炷貼上，用香點燃施灸，直至艾炷全部燒盡，艾火自熄，除灰去塵，另按所需壯數，重新

點燃艾炷。每灸完 1 壯，則塗蒜汁 1 次。在施灸過程中，如病人感到灼痛，醫者可在穴位四周圍用手輕輕拍打，藉以緩解疼痛。灸治完畢，在施灸穴位上敷淡水膏。一般約 1 週左右化膿，化膿時每天換膏藥 1 次，灸瘡約 45 天癒合。

　　發疱灸：一般用小艾炷。艾炷點燃後，待病人感到發燙時再繼續灸 3～5 秒。此時施灸部位皮膚可出現一塊比艾炷略大的紅暈，且有汗出，隔 1～2 小時後，就會發疱，不需挑破，任其自然吸收，一般不留瘢痕。此法適用於瘰癧、皮膚瘡、癬等。

2. 隔物灸

　　是艾炷與皮膚之間隔墊上某種藥物而施灸法。種類很多，所隔的物品包括動物、植物和礦物，但多數屬於中藥。藥物又因症因病而不同，所以治療時既發揮了艾灸的作用，又有藥物的功能，故在灸法美容方面最為常用，易於臨床上所應用。常用的隔物灸有以下幾種（圖 2-23）。

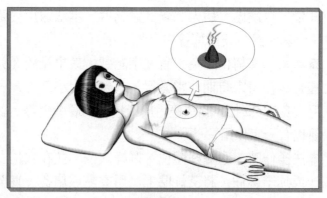

圖 2-23

（1）隔薑灸：根據施灸的部位，取 0.2 公分的鮮薑片，用針穿刺數孔，放在施灸的穴位上，後置艾炷於薑片上點燃，使施灸處皮膚紅暈、潮濕為度。可以根據病情和施灸壯數反覆施灸。此法簡便易行，臨床常用。多適用於皮膚紅腫、瘡、癬之症。

（2）隔蒜灸：最早的記載，見於《肘後備急方・卷五》：「灸腫令消去，取獨顆蒜，橫截，厚一分，安腫頭上，炷如梧桐子大，灸蒜上百壯。不覺消，數數灸，唯多為善。勿大熱，但覺痛即擎起蒜，蒜熱後更換用新者，不用灸損皮肉。」這種灸法，古代流傳甚廣，許多中醫外科書都有論述。《千金方》記載可治瘰癧，《醫學入門》謂治癰腫疽毒，《醫宗金鑒》載述可治瘡毒。此灸法有消腫、拔毒、止痛、發散的作用。目前臨床上多用於治療癰、瘡、腫、毒等症。

（3）隔蔥灸：即將蔥白切成約 0.5 公分厚數片，平敷在臍中及四周，上置艾炷施灸。如明・劉純《玉機微義》載：「用蔥白泥一握，置臍中，上用熨斗熨之，或上置艾灼之，妙。」

「鹽於臍中填滿，可與臍平，卻用蔥白，剝去粗皮，十餘根作一束，切成一指厚，按鹽上，用大艾炷滿蔥餅子大小，以火灸之」。本法適用於保健美容，延壽駐顏。

（4）附子灸：是用附子片或附子餅墊在艾炷下施灸的一種方法。《串雅外編》把這種灸法名為「附子灸」。《外台秘要》、《外科發揮》和《瘍醫大全》等論述甚詳。如《千金要方》治癰肉中如眼，諸藥不效者：「取附子，削令如基子，安腫上，以唾貼之，乃灸之。令附子欲

焦，復唾濕之，乃重灸之。如是三度，令附子熱氣切內，即瘥。」

　　附子辛溫大熱，有溫腎壯陽的作用，可用於治療腎陽虛之面黧黑、面微有塵及其他與之有關病症。附子片約 0.5 公分厚，用時以水浸濕後，中間紮數孔使用。

　　附子餅的製法，是將附子切細研末，以黃酒調作餅，厚約 0.5 公分，中間紮孔，上置艾炷灸之。

　　（5）胡椒灸：用白胡椒研末，加適量白麵粉，用水調和製成錢幣狀圓餅，約 0.3 公分厚，中央按成凹陷，內置藥末適量（丁香、肉桂、麝香等），將凹陷填平，上置艾炷灸之。臨床適用於頑癬諸症。

　　（6）巴豆灸：具體方法有兩種，一種是單用巴豆和其他藥物混合，即取黃連末適量，用巴豆 10 粒，二藥混合製成膏狀，放於臍上，用艾炷灸之。本法適用於肥胖症，腹大膨隆等。

　　（7）韭菜灸：取韭菜連根適量洗淨，搗爛如泥，製成錢幣狀圓餅，置瘡面上艾炷灸之。如《瘍醫大全》載：「瘡毒潰後，風寒侵襲，作腫痛者，用韭菜杵爛，灸熱，敷患上，冷則易之。或搗成餅，放患上，艾圈灸之，使熱氣入內。」此法適用於皮膚瘡瘍。

　　（8）豆豉餅灸：用豆豉適量搗爛製餅（可用水和黃酒調和），如瘡口大，厚約 0.6 公分，置瘡面放艾炷施灸。豆豉餅灸法最早載於晉《范汪方》。《千金方》記載：「治發背及癰腫已潰未潰方，香豉三升，少與水和，熟搗成強泥，可腫作餅子，厚三分已上，有孔物覆孔上，布豉餅。以艾列其上灸之，使溫溫而熱，勿令破肉。如熱痛，

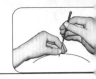

即急易之。一日二度灸之，如先有瘡孔，孔中得汁出，即瘥。」臨床上適用於癰疽發背，頑瘡，惡瘡腫硬不潰，或潰後久不收口，瘡面黑暗等症。另外，還有用豆豉、花椒、生薑、青鹽、蔥白各等份，共搗如泥狀，製成藥餅灸，用於皮膚瘡癤等症。

（9）隔鹽灸：取食鹽適量研細或炒填滿臍窩，上置艾炷灸之。如患者稍感灼痛，即更換艾炷。也有於鹽上放置生薑片而再施灸者，以避免食鹽受火爆引起燙傷。此法古代應用很廣，如《肘後備急方》：「以鹽納臍中，上灸二七壯。」《千金要方》：「著鹽臍中灸三壯」。在其方法上，《類經圖翼》則主張「納炒乾淨滿臍上，以施灸。」臨床常用於保健美容灸法，可延年益壽，駐顏美容。

（10）黃土灸：取淨黃土和水製成泥狀餅，厚約 0.6 公分，寬約 5 公分。用針紮數孔，置於瘡上施灸。此法最早見於《千金要方》記載：「如小覺背癢痛有異，即火急取淨土，水和為泥，捻作餅子，厚二分，闊一寸半。以粗艾大作炷，灸泥土，貼著瘡上灸之，一炷一易餅子。若粟米大時，可灸七餅子，即瘥；如榆英大，灸七七餅炷，即瘥；如錢大，可日夜灸之，不限炷數。」古代許多醫書均有記載，《東醫寶鑒》名為「黃土灸法」。此法適用於癰癤、濕疹等病症。

（二）艾捲灸

又稱艾條灸，是用紙包裹艾絨捲成圓筒形的艾捲，一端燃燒，在穴位或患處施灸的一種治療方法。艾捲灸最早見於明初朱權的《壽域神方》灸陰證：「用紙實捲艾，以紙隔之點穴，於隔紙上用力實按之，待膚內覺熱，汁出即

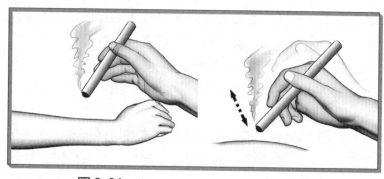

圖 2-24　　　　　　　　　圖 2-25

差。」後來發展為艾絨內加入藥物，再用紙捲成條灸。由於操作簡便，療效良好，又易為患者所接受，故為近代臨床常用的一種灸治方法。

艾條灸法的種類，又可分為懸起灸、實按灸、隔物灸三種。

1. 懸起灸

按其操作的方法，分為溫和灸、迴旋灸和雀啄灸三種。

（1）溫和灸：將艾捲燃著的一端，靠近穴位薰灼，一般距皮膚 3～5 公分，如病人有溫熱舒適感覺，就固定不動，灸至皮膚稍紅暈即可，一般灸約 10～15 分鐘，或更長一些時間。適用於各種美容疾病（圖 2-24）。

（2）迴旋灸：又稱熨熱灸。將點燃的艾捲接近灸的部位平行往復迴旋薰灸，距皮膚約 3 公分，一般可灸 20～30 分鐘。可用於廣泛性皮膚病如癬、白癜風等（圖 2-25）。

（3）雀啄灸：將艾捲燃著的一端，對準穴位，類如小雀啄米食一樣一起一落地施灸。一般可灸 5 分鐘左右，多適於面部美容疾病（圖 2-26）。

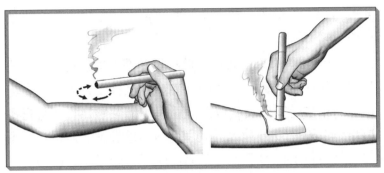

圖 2-26　　　　　　　　圖 2-27

2. 實按灸

即是用藥物艾捲點燃後，填上紙或布，乘熱按到穴位上，使熱氣透達深部的一種施灸方法。此方法是在「太乙神針」和「雷火針」的基礎上發展起來的，一般通用的藥物有艾絨 100 克，硫磺 6 克，麝香、乳香、沒藥、桂枝、杜仲、皂角、細辛、川芎、獨活、穿山甲、雄黃、全蠍各 3 克。上藥研成細末，和勻，以桑皮紙 1 張，寬 30 公分見方，先取艾絨 24 克均勻鋪在紙上，次取藥物 6 克，均勻摻在艾絨裏，然後捲緊如爆竹狀，外用雞蛋清塗抹，再糊上桑皮紙一層，兩頭留空紙 3 公分，捻緊即成（圖 2-27）

操作時，可選定施灸穴位，用特製艾捲點燃一端，在所灸的穴位上，覆蓋 10 層棉紙或 5 層棉布，再將艾火隔著紙或布，緊按在穴位上，如病人感覺燙，可將針捲略提起，等熱退再灸，如此反覆。如火熄則重新點燃灸之，每穴可按灸 5～7 次。臨床適用於面神經麻痹、面肌痙攣症。

3. 隔物灸

是將艾捲點燃後在穴位上成懸起，所灸部位上面覆蓋

某種藥物而施灸的一種方法。常用的有隔蟾蜍皮灸和隔核桃殼灸等。

（1）蟾蜍皮灸：取略大於病灶範圍的蟾蜍皮一塊，將其內面平鋪於癤腫上，然後持點燃的艾捲，置蟾蜍皮上方適當的距離進行懸灸，以病灶區呈現溫熱感為宜。每日灸1次，約30～60分鐘，近人用此法治療癤腫，取得滿意療效。對癤腫未化膿者，灸後無需處理。若已化膿破潰者，灸後患處放油紗布，敷以消毒紗布固定。

對癤腫無論已潰或未潰，施灸前應擠去膿液並防止擠壓患處。施灸過程中，當蟾蜍皮呈現乾燥現象時，可用生理鹽水潤之，避免燙傷。

其治療機制，初步認為，一是隔蟾蜍皮灸至溫熱，起到了熱敷作用，改善了局部血液循環，增加了白細胞吞噬致病菌的能力，促進了炎症的吸收；二是蟾蜍皮裏的蟾蜍，經滲透至瘡面發揮其抗菌作用。

（2）核桃殼灸：取核桃1個，從中線劈開，去仁，取殼，製成「核桃殼眼鏡」上置艾捲施灸，艾捲長2～3公分。或將殼放在菊花液中浸泡後再用。適用於眼部疾患。

（三）溫　灸

因其操作方法不同，又分為溫灸器灸、針上加灸、蒸氣灸等。

1.溫灸器灸

是利用專門工具施灸的一種方法。而灸器，是施灸專用的一種器械。用灸器施灸，在我國已有悠久的歷史，最古老的灸器是以某種物品來取而代之的，如《肘後備急方：卷三》記載的用瓦甑代替灸器，《千金要方：卷二十

六》中用葦管代替灸器，以及明代龔信的《古今醫鑒》記載的以銅錢代替灸器等。而清代李守先《針灸易學》中記載的製成泥錢代替灸器，清代高文晉《外科圖說》中繪製的灸板和灸罩，清代葉圭提出的面碗灸器和清代的銀製灸盞，已是古代的專用灸器了。

用溫灸器施灸，可以較長時間地連續給病人以舒適的溫熱刺激，且使用方便，適用於保健美容和多種美容疾病治療。目前臨床常用的有以下幾種：

（1）溫筒灸：是一種特製的筒狀金屬灸具，內裝艾絨和藥物，後置於應灸的穴位來回溫熨，以局部發紅熱暈，病人感到舒適為度。一般灸 15～30 分鐘。溫筒灸器有多種，常用的有平面式和圓錐式兩種。平面式適用於較大面積的灸治，圓錐式作為小面積的點灸用（圖 2-28）。

（2）溫盒灸：是一種特製的盒形木製灸具，內裝艾捲固定在一個部位而施灸的方法。按其規格分為大、中、小三號（大號：長 20 公分，寬 14 公分，高 8 公分。中號：長 15 公分，寬 10 公分，高 8 公分。小號：長 11 公分，寬 9 公分，高 8 公分）。

溫灸盒的製作，取規格不同的木板（厚約 0.5 公分）製成長方形木盒，下面不安底，上在製作一個隨時可取下的蓋，並在其盒內中下部安置鐵紗窗一塊，距底邊約 3～4 公分。施

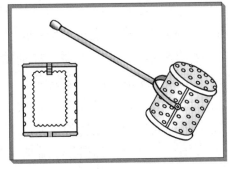

圖 2-28

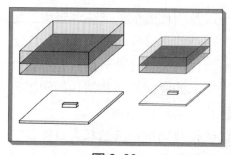

圖 2-29

灸時，把溫灸盒置於所選部位的中央，點燃艾捲後，對準穴位放在鐵紗窗上，蓋好即可，此處溫灸盒蓋用於調節溫度。每次灸約 15～30 分鐘，並可用於 1 次多穴（圖 2-29）。

（3）溫杯灸：是將艾絨放在杯子內點燃，使其薰灸。

（4）葦管器灸：早在唐代孫思邈《千金翼方》中已有記載：「卒中風口喎，以葦筒長五寸，以一頭刺耳孔中，四畔以面密塞，勿令洩氣，一頭內大豆一顆，並艾燒之令燃，灸七壯瘥。」明‧楊繼州《針灸大成》及清‧廖潤鴻《針灸集成》均有記載。

葦管灸器的製法，目前臨床應用的有兩種，一種是一節形葦管灸器，其葦管口直徑為 0.4～0.6 公分，長 5～6 公分，葦管的一端作成半個鴨嘴形，另一端用膠布封閉，以備插入耳道內施灸。另一種是兩節形葦管灸器，放艾絨端口徑粗，直徑 0.8～1 公分，作成鴨嘴形，長 4 公分，插入耳道內端口徑細，直徑 0.5～0.6 公分，長 3 公分，一端插入放艾絨端口內，成灸器，故稱兩節形灸器，插入耳道內端，用膠布固定，以備施灸用。

施灸方法是將半個花生仁大小一撮細艾絨，放在葦管器半個鴨嘴形處，用線香點燃，將膠布封閉葦管器內端插入耳道內，施灸時耳部有溫熱感覺，灸完 1 壯，再換 1 壯，每次灸 3～9 壯，10 次為 1 個療程。本法多用於口眼

喎斜。

2. 針上加灸

又名溫針灸、傳熱
灸、燃針尾。明代高武
《針灸聚英·卷三溫針》
中載有：「王節齋曰，近
有為溫針者，乃楚人之
法。其法針於穴，以香白
芷作圓餅，套針上，以艾

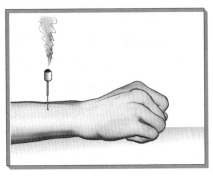

圖 2-30

蒸溫之，多以取效。」此灸法是在毫針刺入穴位後留針
時，在針柄上插入艾捲施灸的一種方法，是毫針刺和艾捲
灸的結合。

此操作方法是在穴位上行針刺補瀉手法後，在留針
時，取約 2 公分長艾捲 1 節，套在針柄上，艾捲距皮膚
2～3 公分，從艾捲下端點燃灸之（圖 2-30）。

3. 蒸氣灸

將艾葉（或艾絨）摻和適量藥物放入容器內蒸煮，然
後盛於盆中，用蒸氣薰灸之。適於皮膚各種疾病、如癬、
瘡等。

二、非艾灸法

凡用艾絨以外的物品作為施灸的材料，統稱為非艾灸
法。臨床常見的有天灸、硫磺灸、黃蠟灸、燈火灸、桑枝
灸、麻葉灸、吳茱萸灸、線香灸、火柴頭灸、藥錠灸、藥
捻灸、藥薰灸、電子溫針灸等，分述如下：

1. 天　灸

又稱自灸，是用對皮膚刺激性較強的藥物塗敷在施灸部位，使之皮膚起泡的一種灸法。如塗敷時間短、藥量小，也可僅使局部充血潮紅。因其與燒灼灸法的作用非常相似，近代又稱為發泡灸。天灸，最早記載見於《荊楚歲時記》。《針灸資生經》論述甚詳：「鄉居人用旱蓮草椎碎，置在手掌上一夫，當兩筋中，以古文錢壓之，繫之以故帛，未久即起小泡，謂之天灸。」常用的有蒜泥灸、斑蝥灸、威靈仙灸等。

（1）蒜泥灸：是將大蒜（最好是紫皮蒜）搗成泥狀，取3～5克貼敷在穴位上，如敷合谷穴治療腮腺炎，敷於患處治療癬症等。

（2）斑蝥灸：斑蝥對皮膚有強烈的刺激作用，取斑蝥適量研末，以甘油調和敷於穴位和患處，發泡作用最大。也有用斑蝥浸於醋中或浸於95%酒精中，10天後擦抹患處，治療牛皮癬和神經性皮炎等。

（3）威靈仙灸：取威靈仙葉（以嫩為佳）搗成糊狀，加入少量紅糖攪拌均勻備用。如貼太陽穴治療紅眼病。

如貼此藥在穴位上，局部出現蟻走感後，最多不超過5分鐘就要將藥去掉，以免刺激過強。

2. 硫磺灸

是用硫磺作為施灸材料的一種治療方法，《外科精義》將這種灸法名為「硫磺灸法」。早在宋初王懷隱的《太平聖惠方》就有詳細記載：「其經久瘻，即用硫磺灸之。灸法：右用硫磺一塊子，隨瘡口大小定之，別取少許硫磺，於火上燒之，以銀釵腳挑之取焰，點硫磺上，令著

三五遍，取膿水，以瘡乾瘥為度。」此法適用於頑固性瘡瘍。

3. 黃蠟灸

是將黃蠟烤熱溶化，用以施灸的方法。最早見於《肘後備急方·治犬咬傷》：「火灸蠟以灌瘡中。」《瘍醫大全》詳述其法，《醫宗金鑒》及《串雅外編》也有記載，並名之為「黃蠟灸」。

其方法是先以麵粉調和，用濕麵團沿著瘍瘡腫根圍成一圈，高出皮膚 3 公分左右，圈外圍布數層，防止烘膚，圈內放入上等黃蠟片約 1 公分厚，隨後以銅勺盛灰火在蠟上烘烤，使黃蠟熔化，皮膚有熱痛感即可。

若瘡瘍腫毒較深，可隨灸隨添黃蠟，以添到圍圈滿為度，若灸使蠟液沸動，病人施灸處先有癢感，隨後痛不可忍，立即停止治療。灸完灑冷水少許於蠟上，冷卻後揭去圍布、麵團及黃蠟。此法與近代蠟療相似，適用於無名腫毒、癰癤、瘡瘍等。

4. 燈火灸

又名燈草灸，油捻灸，江浙一帶稱為打燈火。是用燈心草蘸油（香油、麻油、蘇子油均可），點燃後快速按在穴位上進行焠燙的方法。《本草綱目·卷六》載：「以燈心蘸麻油點燈焠之良，外痔腫痛者，亦焠之。」主治腮腺炎、粉刺等症。

其具體操作方法可分為三步：

第一步根據疾病選定穴位後，用有色水筆作一記號標定穴位；

第二步取燈心草 3～4 公分，將一端浸入油中約 1 公

分，點火前用軟棉紙吸去燈草上的浮油（以防止油過多，點燃後滴下燙傷皮膚或衣物），施術者用右手拇指、食指捏住燈草上 1/3 處，即可點火，火焰不要燃之過大。

第三步將燃火一端慢慢向穴位移動，並稍停瞬間，待火焰略一變大，則立即垂直接觸穴位標誌點，勿觸之在重心或離穴較遠，要做到燃火之端似接觸而又非常接觸皮膚。此時從穴位點引出一種氣流，將燈草頭部爆出，隨即發出清脆「啪啪」的爆焠聲，火亦隨之熄滅。

5.桑枝灸

是將桑枝點燃後，以炭火在瘡口上灸治的方法。明・李梴《醫學入門》載：「桑枝灸，治發背不起，發不腐。桑枝燃著，吹息火焰，以火頭灸患處，日三五次，每次片時，取瘀肉腐動為度。若腐肉已去，新肉生遲，宜灸四周。」

《本草綱目》認為適用於「瘰癧、流注、痤瘡、頑癬」等症，並把這種灸法稱之為桑枝灸。

三、注意事項

（1）根據體質和病情選用合適的灸法，解釋耐心，以取得患者的合作。如瘢痕灸不適於頭面，即使在四肢灸，也一定要取得病人的同意。

（2）施灸的程式，一般是先灸上部、後灸下部；先背部、後腹部；先頭部，後四肢；先灸陽經，後灸陰經；特殊情況，靈活掌握。

（3）腰、背、腹部施灸，壯數可多；胸部、四肢施

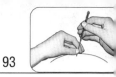

灸，壯數應少；頭頸部更少；青壯年多灸，年老者宜少灸。

（4）施灸時患者體位要平正舒適，如遇暈灸，及時處理。

（5）顏面部、頭部、心區、大血管部和肌腱不可用著膚灸。禁灸穴有睛明、絲竹空、瞳子髎、人迎、經渠、尺澤、委中等；婦女妊娠期，腰骶部和小腹不宜多灸。

（6）對昏迷及肢體麻木不仁、感覺遲鈍者注意勿灸過量，並避免燒傷。

（7）施灸後，皮膚均有紅暈灼熱感，不需處理，即可消失。如灸後皮膚起泡，小者可自行吸收，大者可用消毒針頭刺破，放出液體，敷以消毒紗布固定即可。

（8）施灸時，嚴防艾火燒壞病人衣物，施灸完畢，必須把艾捲或艾炷徹底熄滅，以免引起火災。

第三節　耳針法

耳針療法是針灸醫學中主要內容之一，幾千年來廣泛流傳民間，並已經傳至國外。因此，它不僅對中華民族的保健發揮很大作用，對世界醫學也有一定的貢獻。

耳針在美容方面也取得了令人可喜的成就。近年來國內外文獻報導耳針治療與美容有關的皮膚病越來越多，如痤瘡、神經性皮炎、濕疹、面癬、紅眼病等。為耳針美容提供了大量實例，奠定了基礎，為針灸美容方面開闢了新途徑。

一、美容常用耳穴（圖 2-31、2-32）

1. 心

位於耳甲腔中央。

【主治】心動過速、心律不整、心絞痛、無脈症、神經衰弱癔症。

【美容作用】寧心安神，養血涼血，通脈活血，治面色無華、皮膚粗糙、口舌生瘡。

2. 肺（結核點、肺氣腫點）

位於耳甲腔「心」、「氣管」穴的周圍。

【主治】咳喘、胸悶、聲音嘶啞、便秘、戒斷綜合徵。

【美容作用】宣肺理氣，疏風解表，潤膚通便。治療風疹、皮膚瘙癢、皮膚色素沉著、扁平疣、蕁麻疹、痤瘡、皮膚皺紋。

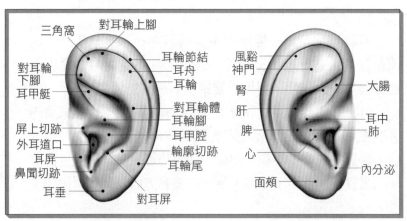

圖 2-31　　　　　　　　圖 2-32

3. 脾

位於耳甲腔的後上方。

【主治】腹脹、腹瀉、便秘、食慾不振、功能性子宮出血、白帶過多、內耳眩暈症。

【美容作用】健脾和胃，益氣養血，利濕消滯，濡養肌膚。治療濕疹、口唇瘡瘍、面腫、面色無華、肌肉鬆弛、消瘦、肥胖症。

4. 肝

位於在耳甲艇的後下部。

【主治】脅痛、眩暈、經前期緊張症、月經不調、更年期綜合徵、高血壓、假性近視眼、單純性青光眼。

【美容作用】疏肝理氣，養血明目，息風潛陽。治療黃褐斑、皮膚色素沉著、皮膚粗糙、皮膚皺紋、紫癜、面肌痙攣。

5. 腎

位於對耳輪下腳下方後部。

【主治】腰痛、耳鳴、神經衰弱、腎盂腎炎、哮喘、遺尿症、月經不調、遺精、早洩。

【美容作用】補腎益精，聰耳明目，健腦生髮。治療脫髮、斑禿、少白頭、面色晦暗黧黑、黑眼圈、皮膚色素沉著、面腫。

6. 大腸

位於耳輪腳上方前部。

【主治】腹瀉、便秘、痔瘡、咳嗽、牙痛

【美容作用】通利腸腑，清熱利濕、宣肺潤膚。治療痤瘡、扁平疣、風疹、皮膚瘙癢。

7. 神門

位於在三角窩內。對耳輪上、下腳分叉處稍上方。

【主治】失眠、多夢、痛症、戒斷綜合徵。

【美容作用】可調節大腦皮層興奮與抑制過程，有鎮靜、鎮痛、抗過敏和消炎的作用。治療濕疹、風疹、皮膚瘙癢、皮膚色素沉著。

8. 風谿（過敏區、蕁麻疹點）

位於在耳輪結節前方，「指」、「腕」二穴之間。

【主治】各種過敏性疾病，如過敏性鼻炎。

【美容作用】疏風清熱，養血止癢。治療風疹、蕁麻疹、皮膚瘙癢症、皮膚粗糙、神經性皮炎、疥癬、紫癜、皮膚皺紋。

9. 耳中（零點、膈）

位於耳輪腳處。

【主治】呃逆、小兒遺尿症、咯血。

【美容作用】行氣降逆，涼血止血，養血止癢。治療蕁麻疹、皮膚瘙癢症、皮膚粗糙、神經性皮炎、疥癬、紫癜、皮膚皺紋。

10. 內分泌

位於耳甲腔底部屏間切跡內。

【主治】痛經、月經不調、更年期綜合徵、間日瘧。

【美容作用】可調節垂體、腎上腺、性腺、甲狀腺等的內分泌功能。治療黃褐斑、痤瘡、皮膚色素沉著、肥胖症、消瘦、乳房、發育不良、乳房下垂。

11. 面頰

位於在耳垂正面「眼」與「內耳」穴之間，即五、六

區交界處。

【主治】顏面各種疾病，如三叉神經痛、腮腺炎。

【美容作用】行氣活血，潤澤顏面。治療面部色素斑、口眼喎斜、痤瘡、扁平疣、眼瞼瞤動。

二、耳針的操作方法

先用探針或耳穴探測儀選準穴位，以穴位為中心用 2% 碘酒消毒，然後用 75% 酒精脫碘。針刺時左手固定耳廓，右手持毫針刺入，深度以穿入軟骨但不透過對側皮膚為度。患者可有脹感，一般留針 20～30 分鐘，留針期間加電刺激或間歇行捻轉手法。

出針後用消毒棉簽按壓針孔片刻，防止出血，或再塗以碘酒或酒精，預防感染，每天 1 次或隔天 1 次，連續治療 10～12 次為 1 療程。休息 5～7 天後再開始下 1 療程。

三、耳穴貼壓的操作方法

選定穴位後用 75% 酒精消毒。用磁珠、王不留行、白芥子等貼壓，膠布固定，春秋季可保留 3～4 天，冬季可保留 5～7 天，夏季氣候炎熱、汗多，只可保留 2～3 天。

囑受術者貼壓期間每天用手指按壓 3～4 次，每穴按壓 15 下，以加強刺激，提高療效，一般每次貼壓一側耳穴、下次貼壓另一側，兩側交替貼壓。3～4 週為 1 療程。

第四節　皮膚針法

一、針　具

　　皮膚針又稱七星針、梅花針,是一種淺刺皮膚的治療方法。它是在我國古代九針刺激的基礎上逐漸演變、發展而來的(圖2-33)

　　皮膚針的形狀有好幾種,由於針數多少,針尖排列的不同,因而名稱各異,如把五根不銹鋼針捆成一束,針尖排列似梅花狀者,稱為梅花針;將七根針捆成一束,針尖排列成七星狀者,便叫七星針。

　　另外,因其有多針淺刺的特點,所謂刺皮不傷肌肉,如拔毛狀,故又稱皮膚針。

　　梅花針取材容易,製作簡便,操作也較容易掌握,治療範圍廣,對不少美容疾病都有較滿意的效果,很受廣大患者的歡迎。

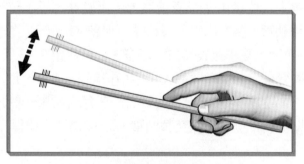

圖 2-33

二、操作方法

　　皮膚針操作時將針具及皮膚消毒後，手握針柄後部，食指壓在針柄上。針尖對準叩刺部位，使用手腕之力，將針尖垂直叩打在皮膚上，並立即提起，反覆進行。刺激強度根據受術者的體質、年齡和叩刺部位的不同而定，有弱、中、強三種刺激強度。

　　弱刺激：用較輕腕力進行叩刺、局部皮膚略有潮紅，受術者無疼痛為度。適用於老弱婦兒、體虛者和頭面、眼、耳、口、鼻及肌肉淺薄處。

　　強刺激：用較重腕力進行叩刺，局部皮膚可見隱隱滲血，受術者有疼痛感覺。適用於年壯體強、實證者和肩、背、腰、臀部等肌肉豐厚處。

　　中等刺激：介於強、弱兩種刺激之間，局部皮膚潮紅，但無滲血，受術者稍覺疼痛。適宜於一般疾病和多數受術者。除頭面等肌肉淺薄處外，大部分均可用此法。

　　皮膚針美容一般以局部叩刺為主。視病損範圍的大小，做環形、縱行或橫行叩刺。如治療面部皺紋、面肌痙攣、口眼喎斜、脫髮等、可在頭面部患處進行叩打。前額部左右橫叩 3 行，頭顱部環形叩刺 5～7 行，後頭部及頸項部沿肌肉分佈叩打；眼周、耳周、口唇、鼻部均作環形叩打，按部位大小，可叩打 1～3 行。

　　還可按經絡循行路線，選擇一些與頭面有關的經脈如手三陽經和足三陽經，進行叩刺。叩刺項背腰骶部的督脈和膀胱經對健身、防病和美容有良效，因督脈能調節一身

之陽氣，五臟六腑的背腧穴皆分佈在背腰部的膀胱經，刺激這些經脈可調節臟腑功能，使陰陽調和、經脈疏通，氣血暢通。對一些重要穴位可重點叩刺，常用的有各種特定穴、華佗夾脊穴、阿是穴等。

三、注意事項

操作前應檢查針尖是否平齊、無鉤，針柄與針頭聯結處是否牢固，以防叩刺時滑動。叩刺時針尖需垂直而下，避免斜、鉤、挑，以減少疼痛。

循經叩刺時，每隔 1 公分左右叩刺 1 下，一般可循經叩刺 8～16 次。叩刺局部皮膚如有出血者，應及時清潔和消毒，以防感染。局部皮膚有潰瘍或破損處不宜使用皮膚針療法。

第五節　刺絡法

刺絡法是以三棱針為點刺放血的工具，用它來刺破患者身體上的一定穴位或表淺血絡，放出少量的血液來治療某些影響美容的疾病，從而達到美容目的的一種療法。又可稱三棱針療法。

此法經臨床實踐證明，具有瀉熱、活血、通絡、解毒消腫等作用，它是針灸醫學中不可缺少的一個組成部分。其用具簡單，操作易學，且對於某些疾病來說，放出少量的血液是有益無害的，因此，在目前針灸美容中應用較為廣泛。

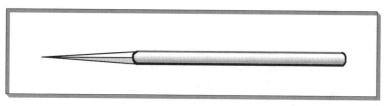

圖 2-34

一、針　具

三棱針古稱「鋒針」。三棱針一般用不銹鋼製成，針長約 6 公分，針柄較粗呈圓柱形，針身呈三棱針，尖端三面有刃，針尖鋒利。是刺絡瀉血的主要工具（圖 2-34）。

針具使用前應先行高壓消毒，或放入 70%～75%的酒精內浸泡 20～30 分鐘。施術前在局部皮膚用 2%碘酒的棉球進行消毒，再用 75%酒精棉球脫碘，方可施術。

二、操作方法

三棱針的操作方法根據刺絡的部位、面積的大小等可分為如下幾種：

1. 緩刺法

適用於靜脈放血。先用帶子或橡皮管，結紮在針刺部位上端（近心端），然後迅速消毒。針刺時左手拇指壓在被針刺部位下端。右手持三棱針對準被刺部位的靜脈，刺入脈中（1.5～3 毫米深處）即將針迅速退出，使其流出少量血液，出血停止後，再用消毒棉球按壓針孔。

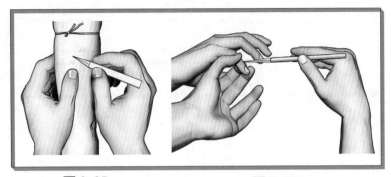

圖 2-35   圖 2-36

當出血時，也可輕輕按靜脈上端，以助瘀血外出，毒邪得瀉。一般 2～3 天 1 次，出血量較多的可間隔 1～2 週 1 次（圖 2-35）。

2. 速刺法

適用於指趾末端穴位如十宣、十二井穴等處。在針刺前，在預定針刺部位上下用左手拇指、食指向針刺處推按，使血液積聚於針刺部位，然後消毒。

針刺時左手拇指、食指、中指夾緊被刺部位或穴位，右手持針，用拇指、食指捏住針柄，中指指腹緊靠針身下端，針尖露出 3～6 毫米，對準已消毒的部位或穴位，刺入 3～6 毫米深，隨即將針迅速退出，輕輕擠壓針孔周圍，使出血少許，然後用消毒棉球按壓針孔（圖 2-36）。

3. 散刺法

適用於癰腫等症。是對病變局部周圍進行點刺的一種方法，根據病變部位大小不同，可刺 10～20 針以上，由病變外緣環形向中間點刺，以促使瘀滯的瘀血或水腫得以排除，達到「菀陳則除之」，去瘀生新，通經活絡的目的。

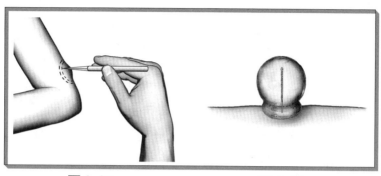

圖 2-37　　　　　　　　　　圖 2-38

針刺深淺根據局部肌肉厚薄、血管深淺而定。由於針距比較大，故稱散刺法（圖 2-37）。

4. 密刺法

適用於皮膚病，如頑癬等，刺時使局部微微出血。由於針距比較小，或用皮膚針叩打患處，故稱密刺法。

5. 針罐法

多用於太陽穴及軀幹、上下肢近端能拔住火罐處，先行皮膚消毒、密刺之後，立即拔火罐，一般留罐 1～2 分鐘。起罐時，罐口周圍填以脫脂棉或紗布，將罐底倒垂向下，以免血污衣物，密刺範圍宜小於罐口（圖 2-38）。

三、注意事項

三棱針刺激性強，凡體質虛弱、氣血兩虧，常有自發性出血或損傷後出血不易止住者均不宜使用，三棱針刺後針孔較大，必須嚴密消毒，防止感染，點刺、散刺必須做到淺而快，切勿刺傷動脈，刺絡出血不宜過多。

第六節　火針法

　　火針法是用火燒紅的針尖迅速刺入穴位內，以治療某些影響美容的疾病，從而達到美容目的的一種方法。

　　此法較易掌握，操作簡單，針刺時並無痛苦，且選擇針具適當、手法嫻熟，則針後不會留有瘢痕。

一、針　具

　　火針的針體較粗，針質多採用鎢或鎢合金及不銹鋼製造。根據臨床上深刺、淺刺或單針刺、多針刺的不同，針體長短粗細不一，一般長約 6.6 公分，直徑約 0.5～1 毫米，常用 24～26 號。針柄多用竹製、木製或骨質包裹，以防止燙手。用於單針深刺的，針的形狀與毫針相似。用於淺刺的，針身比較細短。

　　有時為了加強刺激，可在針柄上同時裝上 3～9 枚鋼針，形狀與梅花針相似，但針與針之間的距離要稀疏。

二、操作方法

　　針刺部位常規消毒後，為了取穴準確，可用消毒棉簽蘸上碘酒，標明針刺部位。

　　根據需要選擇不同直徑和長短的火針，然後將火針放在酒精燈上燒灼，針身燒灼的長度與刺入的深度相等，待針身燒紅（如用鎢製火針需燒至白而發亮）時，對準所刺

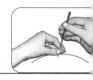

部位迅速刺入和退出。

操作時，針身需直，動作要準確、迅速。起針後速用消毒棉球按壓針孔（也可以棉絮裏針蘸麻油在火上燒紅，左手固定穴位兩邊皮膚，去棉絮刺之）。

臨床上根據治療的需要和針刺部位的不同，可分為深刺法和淺刺法兩種。

1. 深刺法

臨床上適用於癰疽、瘰癧等。在用於排膿時，選擇的針要粗些，多使用 24 號針；如用於癰疽堅腫不易消散，難以成膿時，當選擇細針，一般多採用 28 號針。在深刺操作時，一定要做到取穴準確，動作迅速，醫者一定細心慎重，一刺即要達到所需要的深度。

2. 淺刺法

臨床上多用於疣痣、頑癬、血管瘤等的治療。操作時，可採用多針淺刺，用裝有木柄的火針在酒精燈上燒紅後，輕輕地在皮膚表面叩刺，叩刺時用力要均勻、稀疏，不可用力過猛或忽輕忽重，以免刺破皮膚。

三、適應證

火針療法可起到溫經散寒，通經活絡的作用。臨床中主要應用於外科及皮膚科的某些疾病的治療，適用範圍也較為廣泛。從針灸美容角度來看，目前主要用於癰、疽、癤、瘰癧、雞眼、體表痣、疣、多發性毛囊炎、神經性皮炎、內疹等的治療。

四、注意事項

（1）施術前要向病人耐心解釋火針不痛的道理和治療效果，消除顧慮，以解除病人懷疑和怕疼心理，使病人有信心接受治療。

（2）病人要體位舒適、正確，充分暴露針刺部位，以利於醫者操作。切忌下針時病人亂動。

（3）如使用鎢製火針，針身必須燒至白亮度方可。如使用不銹鋼製火針，針身一定要燒紅，這樣燒的適度，下針順利，痛苦也小，效果也好。否則不但病人痛苦大，且療效也差。

（4）使用火針深刺操作時，需細心慎重，動作敏捷、準確，一刺即達所需的深度。

（5）操作時術者應用力均勻，如果用力過猛，下針方向不妥或病人肌肉過度緊張，最易發生彎針。針刺前要嚴格檢查火針是否腐蝕、缺損，針身與針柄交接處是否牢固，嚴防折針發生。

（6）點穴必須準確，深淺掌握適宜。面部使用火針時，需輕輕點刺，不能留有疤痕。

第七節　電針法

電針療法是在毫針的基礎上發展起來的。它是運用針刺穴位和利用電刺激的綜合效應施於人體，透過經絡的作用，而達到治療目的的一種治療方法。

由於電針療法是在針刺穴位得到感應後，在針體上通以電流，並能比較準確地控制刺激量，所以能利用電刺激以代替較長時間的手法操作。目前不僅廣泛應用於臨床治療，而且在針灸美容方面也取得了較好療效。

一、電針器的選擇

　　電針器的種類很多，使用時應注意最大輸出電壓和電流量的關係，最大輸出電壓在 40 伏以上者，最大輸出電流應限制在 1 毫安培以內為宜，並以有多種波形和多路輸出者為最好。

　　因電針器的結構和性能不同，其種類也各異。一般分為蜂鳴式電針器、電子管電針器和電晶體電針器。欲取得較好的刺激參數，要選擇最佳的電針器。

　　其中電晶體電針器可輸出完全不規律的電脈衝，它刺激人體時，在很大程度上減少了電刺激適應現象，鎮痛效果也相對的比其他兩類電針器為好。

　　現在各類脈衝電針器中，脈衝發生裝置都採用自激間歇振盪器。

　　另外，為進行聲、電熱、電磁和電動機械刺激等，還研製了多種有關電針器。為瞭解精確記錄有效電刺激參數，還有人試製了某些測量儀器。

　　目前，國內外電針器的研究趨勢，是向多用途、精密定量、小型化和自動化發展。

二、操作方法

(一)治療前的準備

使用電針器前必須熟悉性能，用途和使用方法，嚴格遵守操作規程和注意事項。首先要檢查電針器是否有障礙，輸出是否平穩，醫者在治療前應把「弱、中、強」三種刺激量親自試一試，以便選用適當的刺激量。治療操作前各旋鈕位置應全部置於「0」的位置。

在針刺前應嚴格檢查針具有否生銹、發黑、缺損、彎曲、變細和變脆，如有上述情況，應堅決停止使用，以免在電針治療過程中發生斷針現象。

並按治療需要選擇舒適的體位，耐心細緻地向病人講明電針治療時的感覺和有關注意事項，尤其對電刺激有恐懼的病人，更應做好心理工作，以取得患者的配合，防止意外情況的發生。

(二)操作程序

按毫針針刺法將針刺入穴位，待獲得針感，並施行刺激手法後，將電針器的輸出線正負極分別連接在針柄（或針身）上，根據病情選擇所需波形和頻率，將輸出電位器調至「0」位，然後開啟電源開關，並逐漸調高輸出電流量至所需強度（此時嚴禁亂撥旋鈕，慌亂操作等，給病人以突然強烈的刺激，而造成病人不應有的痛苦或發生醫療事故）。

一般通電一段時間後，由於病人對刺激適應，同時血液循環增加，造成輸出幅度降低，必須適當增加輸出電流

量，否則將影響療效。治療完畢後，需先將輸出電位器退回至「0」位，然後關閉電源開關，最後扭去導線，稍微捻針後即可輕輕將針起出。

(三)電流量的控制及波形、頻率的選擇

電針治療時，電流量的大小，應根據疾病的性質、病情、病期、病人的敏感程度、性別、年齡而定，不可拘泥於某一度數，一般以增加至病人能耐受為度。其刺激強度可分為強、中、弱三種刺激量。

強刺激：刺激量大，針感強烈，肌肉有明顯的收縮，因刺激量超過痛閾，故感覺疼痛，臨床多應用於面癱、肌肉萎縮。

中等刺激：刺激量能引起較明顯的肌肉收縮，病人無明顯的不適感，可用於多種美容疾病。

弱刺激：刺激量小、毫無痛感，肌肉稍有震顫，對於皮膚疾病多有療效。對於實證多採用連續波、快頻率（400次／分以上），對於虛證多用疏密波、慢頻率（60次／分左右）。

(四)治療時間及療程

電針治療的時間，應根據病情和選用波形的不同而靈活掌握。一般情況下，密波：2～5分鐘；疏波、疏密波：5～15分鐘；斷續波：15～20分鐘。並根據需要適當延長或縮短通電時間。

每日或隔日治療1次，一般以5～20次為1療程，療程間隔3～7天。

三、選穴原則與適應證

電針治療的處方選穴原則基本同於毫針療法。但電針療法多選用其中的主穴，取穴少，同時且需選取 2 個穴位，以便連接正負電極。

凡是毫針美容的適應證，均適於本法。

四、注意事項

（1）凡毫針療法需應注意的問題，均應列入電針注意事項。有嚴重暈針反應、妊娠及身體虛弱之人要慎用。

（2）不宜在延髓、心前區附近的穴位施用電針，以免誘發癲癇和引起心跳、呼吸停止的危險。

（3）電針的刺激量一般大於單純針刺，所給的電流量以病人能耐受為度，在治療過程中，需密切觀察病人反應，以防暈針的發生。

（4）胸背部及脊柱兩側用電針時，不宜將一組導線跨接在身體兩側，避免電流回路通過脊髓和心臟。

（5）在電針治療過程中，如輸出電流時斷時續，電流大小變化突然，這種現象多是電針器的輸出線發生折斷，需修理後再用。

（6）治療前或治療完畢時，應將電針器的輸出電位器旋鈕置於「0」位，然後通電或停電較為完全。因為突然給以較強的電刺激，對心臟是不利的，而且還可能引起病人肌肉強烈抽動，造成彎針、斷針。

第八節　穴位注射法

穴位注射是將中西藥物注入穴位以防治疾病的一種療法。它把針刺與藥物的藥理作用、藥液對穴位的刺激作用結合在一起發揮綜合效能，故能提高療效。

穴位注射又稱水針。穴位注射對顏面黑斑、痤瘡、面肌痙攣、口眼喎斜、眼瞼下垂、皮膚皺紋、白癜風等損美性疾病均有一定療效。

一、常用的注射液

凡是可供肌肉注射用的藥物，一般均可用於穴位注射。常用於美容和治療損美性疾病的中藥注射液有紅花、板藍根、補骨脂、柴胡、魚腥草、複方丹參、川芎注射液等；西藥注射液有：25%硫酸鎂、維生素、維生素、胎盤組織液、維丁膠性鈣、加蘭他敏、5%～10%葡萄糖注射液。生理鹽水等。

二、操作方法

穴位注射可用 1 毫升、5 毫升、10 毫升、20 毫升注射器，一般穴位用牙科 5 號針頭或普通 7 號針頭；深部穴位可用 9 號長針頭。據病情選擇有效主治穴位。宜選擇肌肉較豐滿處的穴位，一般以 2～4 穴為宜。常用於美容穴位注射有足三里、三陰交、血海、腎俞、脾俞、大腸俞、心俞、肺

俞、曲池等穴。

　　操作時先用注射器抽好藥液，穴位局部消毒後，右手持注射器，對準穴位，快速刺入皮下，然後緩慢進針、「得氣」後，回抽無血，即可將藥液注入。

三、注意事項

　　注入的速度可根據治療的需要，實熱證注入宜速，虛寒證注人宜緩。穴位注射必須注意藥物的性能、藥理作用、劑量、藥物的品質、有效期、配伍禁忌、副作用和過敏反應。凡能引起過敏反應的藥物必須先作皮試。刺激作用較強的藥物，應謹慎使用。項頸、胸背部注射時，切勿過深。注射時注意避開神經幹，以免損傷神經，藥液不宜注入血管內，注射時回抽無血方可注射。一般藥物不能注入關節腔、脊髓腔，以免引起不良後果。

　　孕婦的下腹、腰骶部和三陰交、合谷等禁針，不宜穴位注射。

第九節　皮內針及埋針法

　　皮內針療法是在古代淺刺法基礎上演變發展起來的一種針術。皮內、皮下埋針又稱安全留針，它是將古代久留針法與淺刺法結合起來並有所發展，從而形成的一種獨特針刺療法。

　　皮內針是用一種特製的細小的針，淺刺於穴位上的表皮內，由刺激以調整陰陽，疏通氣血，通經活絡來達到治

病的目的的一種穴位療法。本法可結合電針應用。

皮下埋針則是在皮內針和毫針淺刺的基礎上，用皮內針或細毫針，刺入穴位表層或皮下，然後用膠布固定，置留於體內較長時間來治療某些慢性疾病。

一、操作方法

(一) 皮內針具和操作方法

1. 皮內針具

皮內針呈帽針狀，用 32 號或更細的不銹鋼絲製成，針柄有一顆粒，針身長 1～1.5 公分。

2. 操作方法

皮膚常規消毒，用鑷子或止血鉗夾住皮內針根部，然後另一隻手的拇指、食指將穴位皮膚繃緊，使針緩緩平刺於皮內，一般進針 3～8 毫米。刺入後微向針尖部牽引皮膚，若針柄直立起，表明針已刺入皮下，應抽出另刺。

尚有以拇食指捏住針柄，如點刺狀，將針迅速斜刺入皮內 2 公分左右，留針時針體自然下垂，以不脫落為度。

皮內針的留針時間，應視病情及手法而定，但多數留針 30 分鐘以上。

(二) 埋針針具及操作方法

1. 針 具

除上述皮內針外，尚有一種皮內撳針，針身較短，一般長約 0.3～0.5 公分，針柄頂端盤成圓環。還有一種「丁」字針，橫置針柄，形如丁字，於埋針時使用。

2.操 作

皮內針埋針時，用皮內針平刺入皮內 0.5～1.2 公分，以小塊膠布固定。或用皮內撳針，將其環狀針柄黏於小塊膠布上，用手指按壓被刺的穴位上，既可黏住，也可先以鑷子或止血鉗子夾住體環，刺入皮內，然後用膠布固定。

皮下埋針，可選用 1～3 公分或更長的丁字針，也可用細毫針，平刺入皮下，當患者活動不受影響時，再以膠布固定。膠布大小需將針柄完全蓋住為宜。

埋針時間長短，需根據病情、年齡、體質、效果等多方面情況而定。一般可埋針 1～3 天，多則 1 週左右。

二、注意事項

（1）皮內針雖屬淺刺亦應注意消毒，埋針因時間長，更需注意消毒，防止局部感染，皮內針取穴不宜過少，否則影響效果，埋針選穴不宜過多，一般 1～2 個穴即可。

（2）埋針穴位應選用易於固定和不妨礙肢體活動的部位，如埋針後發覺妨礙肢體活動時，應退針換方向或另換穴位。

（3）埋針前需詳細檢查所用針具，以免折針。埋針中如發現局部疼痛，往往由於局部炎症所致，應立即取下。

（4）用膠布固定時，必須將針柄全部蓋住皮內，撳針用方形膠布，其他針則宜用長方形膠布。顏面埋針，所用膠布儘量小，並可用濃度低的碘酒塗在膠布外面，以減少白色給病人帶來的心情不悅，病症消失，立即取下。

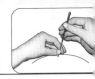

第十節　穴位貼敷法

穴位敷貼療法是中國醫學中的一種外治法。它與針灸一樣，是在中醫理論，特別是經絡學說的指導下，對人體穴位給予外用藥物刺激的一種治病方法。

就其施治部位和治療原理來講，屬於針灸學的範疇，實際上是一種獨特的穴藥結合的治療方法。千百年來在我國醫療保健上起到了應有的作用，在針灸美容方面，也顯出特有的療效。

一、用藥特點

古代雖有「凡湯丸之有效者，皆可熬膏」的說法，但也不是所有的中藥成方製成膏藥，皆能外治而有效。可供外用貼敷的藥物多有以下特點。

1. 辛竄開竅、通經活絡

選擇含有多種揮發油、刺激性較強的一些藥物，如冰片、麝香、丁香、薄荷、細辛、白芥子、薑、蔥、蒜、皂莢、穿山甲之類。

2. 厚味力猛、有毒之品等

選擇如生南星、生半夏、烏頭、甘遂、巴豆、斑蝥、砒霜、輕粉等。

3. 補益類藥物

多用血肉之物如動物內臟、羊肝、豬腎以及烏賊骨、鱉甲、鯽魚、豬油等。一般認為補藥在保健美容方面應用

甚廣。

二、藥物劑型

1. 泥　劑

這種劑型多用單味藥，是將鮮生藥搗碎如泥狀，直接貼敷穴位上。

2. 浸　劑

將所用藥物浸泡在白酒或酒精中 3 天以上，然後取出液直接點於穴位上，用紗布敷蓋固定；或滴在小塊膠布中心，貼於穴位上。

3. 糊　劑

是把散劑用生薑汁、白酒、米醋、雞蛋清、白水等調成糊狀，進行穴位貼敷。

4. 丸　劑

是將藥末用水或乳汁等，調和製成小丸，一般為芥子大或梧桐大，以新做的未乾者為好。把丸藥用普通膏藥或膠布固定在穴位上。

5. 錠　劑

是將藥末加水調合成半個棗核大的錠劑，晾乾，用時加水磨糊塗敷穴位上。

6. 膏　劑

是在常溫下為固體、半固體或半流體的製品，一般分為煎膏、藥膏、膏藥三種。

（1）煎膏：是將藥物用水煎煮，去渣濃縮，製成半流體，外敷穴位或患處。

（2）藥膏：又稱油膏，製作方法分熱法和冷法兩種，即用植物油、蜂蠟、凡士林等為基質，加入藥物細末搗攪均勻者為冷法；把藥末用油炸枯，去渣加熱者為熱法。

（3）膏藥：膏藥的種類很多，如暖臍膏、固本膏等，這些都是黑膏藥又稱鉛膏，它的製作過程包括油浸、油炸、熬膏、下丹、攤膏等幾個步驟。另一類橡皮膏狀的膏藥，如雞眼膏等，是 20 世紀 50 年代後期發展起來的，它的應用更為方便。

三、注意事項

（1）應用美容時不宜選用或慎用刺激性強、毒性大的藥物；貼治穴位不宜過多，不可過大，貼治時間不宜過長，更要避免藥物入眼入口。用過的藥物不要亂扔，要妥善處理。

（2）注意患者是否對所用藥物有過敏反應，若發現過敏現象，應立即停止貼敷，必要時進行脫敏治療。

（3）貼藥前應用溫水或酒精將貼藥局部擦淨，以使藥物容易吸收。夏季要擦乾汗液，將藥膏固定好，以免藥物移動或脫落。

（4）所用藥物不可存放過久，以免失效。要調熬的藥物，每次不可調製過多，用多少調多少，現用現調。

（5）顏面部不宜貼敷，特別是有刺激性、毒性藥物更不能用。

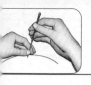

第十一節　穴位磁療法

　　穴位磁療是運用磁場作用於人體的經絡穴位，進行治療疾病的一種方法。又稱為「磁穴療法」、「經絡磁場療法」、「經穴磁珠療法」等。它具有鎮靜、止痛、消腫、消炎等作用。

　　由於該療法具有臨床療效顯著，適應證廣，經濟節約，易學易用，應用時無創傷、無痛苦、無副作用等特點，已經成為一種常用的針灸美容方法之一。

一、磁療器具

(一) 磁　片

　　臨床上一般應於貼敷。根據其形狀的不同，又有磁片、磁塊、磁柱、磁珠之分。其中磁柱多用於安裝磁療機的機頭上，而磁珠則用於耳穴貼敷。磁片的規格有大、中、小三種型號，大號的直徑在 3 公分以上；中號的直徑為 1～3 公分；小號的直徑在 1 公分以下。

(二) 磁療機

　　目前國內常用的有三種：

1. 旋磁機

　　臨床上應用較多，形式多種多樣，有臺式和便攜式等。其構造原理比較簡單，是一個小馬達帶 2～4 塊永磁體旋轉，形成一個交變磁場或脈動磁場。

2. 電磁療機

目前臨床上應用較多的一種磁療機，是由電磁體通以電流產生磁場，其磁場強弱一般可調節。其形式和型號多種，還有把各種電磁鐵或磁鐵裝置在特製的躺椅或床上，做成磁椅或磁床等。

3. 震動磁療機

又稱磁按摩器。一般是用電理療用的「電動按摩器」改裝而成，這種磁療機對穴位兼有磁場和穴位機械按摩兩種作用。

二、常用的幾種磁療方法

目前臨床常用的磁療方法有貼敷法、旋轉磁療法、耳磁法、磁場電脈衝法、磁針法、交變電磁法、脈衝磁療法及震動療法等。

(一)貼敷法

是將磁片貼敷於一定穴位或部位治療疾病的一種方法。為目前臨床最常用、最基本的方法，其優點是操作簡便，療效較鞏固而持久。貼敷法又分直接貼敷法和間接貼敷法。直接貼敷法則是將磁塊固定於衣帽、布袋、皮革、塑膠等製品中，然後給病人佩戴或綁紮。

臨床上由於病種和發病面積大小的不同，在操作上又有單塊貼敷法、雙塊並貼法、雙塊對置貼法和多塊磁片並貼法。

1. 單塊貼敷法

是將一塊磁片或一粒磁珠，貼敷於病人一個穴位或患

處。

2. 雙塊並貼法

是將兩塊磁片平列在一起貼敷。操作時可以同名極排列，亦可異名極排列。多用於發病面積較大的部位。

3. 雙塊對置貼法

是將兩塊磁片南北極對稱，將病變部位夾在中間的一種貼敷法。臨床上多用於腕指等小關節以及內關和外關，陽陵泉和陰陵泉等穴位。

4. 多塊磁片並貼法

是將許多磁片排列起來貼敷。臨床上適用於貼敷較大面積的病變或較大的體表瘤。

(二)旋轉磁療法

旋轉磁療法根據旋磁機機頭安裝磁片的不同，亦分同名極與異名極。旋磁法對血腫、凍傷、五官科病症均有較好的療效。使用旋磁機操作時應將機頭對準穴位或病變部位，對皮膚不要壓得太緊，亦不要與體表保持距離，如病變部位太大，則可慢慢移動。

對患者治療，一般每人每次以 20～30 分鐘為宜。旋磁機使用時間不宜過長，一般使用 1 小時後，可停止使用 10 分鐘，以免軸心發熱，減少使用期。

(三)耳磁法

是將直徑 1～3 公分的小磁珠，用膠布固封於耳穴的一種磁療方法。一般每次只貼一耳，每次貼磁珠以 3～5 粒為宜，5～7 天後換帖另一耳。臨床上適用於各種皮膚病等。

(四)磁場電脈衝療法

是將 G6805 治療儀或 6、26 治療機的雙導線纏在 2000

高斯以上的磁塊上，將磁塊固定於患部的穴位或部位上，使而產生磁場與脈衝電流的綜合效應。

操作時應將磁頭固定於患處，啟動開關，按病情調節所需之頻率和波形，以患者既有針刺感，而又能忍受為度。每次治療時間以 20～50 分鐘為宜。

(五) 磁針法

磁針法有三種：

（1）將皮內針或耳針刺入體穴或耳穴後，在針帽上放一小磁片，用膠布固定。3～5 天換 1 次。

（2）將毫針刺入穴位後，在針柄上放一磁片，用膠布固定，每次治療 30 分鐘。這種方法可以產生針刺與磁療的綜合效應。

（3）將針刺入穴位後，再把磁場電脈衝機頭上的磁塊貼在針身或針柄上，可同時產生針刺、磁及電脈衝三種綜合效應。

第十二節　拔罐法

一、器　具

拔罐法古稱為角法，是一種以罐為工具，借助熱力排除其中空氣，造成負壓、使之吸附在穴位或應拔部位的體表，而產生刺激、使局部皮膚充血、瘀血，以達別防治疾病的目的方法。在美容方面用於口眼喎斜、面肌痙攣、眼瞼下垂、斑禿等損美性疾病的治療。

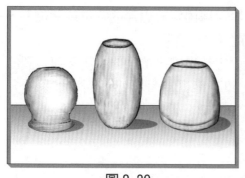

圖 2-39

拔罐用的竹罐、陶罐、玻璃罐和抽氣罐 4 種。臨床上以玻璃罐最為常用，因玻璃罐質地透明，使用時可直接觀察局部皮膚的變化，便於掌握時間（圖 2-39）。

二、操作方法

拔罐的方法有火罐法和抽氣法。火罐法是利用燃燒時火的熱力排出罐內空氣，形成負壓，將罐吸著皮膚上的方法。操作上有閃火法各投火法的不同。

1. 閃火法

用鑷子夾一個 95％酒精棉球，點燃後，將火送入罐內繞一圈再抽出，迅速將罐扣在應拔的部位。即可吸附在皮膚上。此法因罐內無火，比較安全，是最常用的拔罐方法。但要注意閃火時切勿將罐口燒熱，以免燙傷皮膚（圖 2-40）。

2. 投火法

用 95％酒精棉球或紙片，點燃後投入罐內。乘火勢旺盛時，迅速將罐扣在應拔的部位，即可吸附在皮膚上。此法吸附力強。但由於罐內有燃燒物，只適宜於側面橫放，拔罐時間應視該部軟組織之厚薄及氣候條件而定（圖 2-41）。

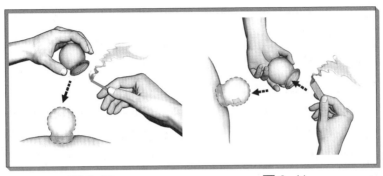

圖 2-40　　　　　　　　　圖 2-41

　　一般在腹背部等肌肉豐厚處可拔 10～15 分鐘，胸腔部肌肉較薄處可拔 6～10 分鐘，額、面等處則可拔 3～5 分鐘，氣候炎熱的夏天拔罐時間應縮短，過長容易起水泡。而寒冷的冬季，可稍延長。起罐時，一般先用左手夾住火罐，右手拇指或食指從罐口旁邊按壓一下，使空氣進入罐內，即可將罐取下。若罐吸附過強，切不可用力硬拉，以免擦傷皮膚。

　　抽氣法是利用抽氣裝置將罐內空氣抽出，形成負壓，將罐吸附在皮膚上，抽氣法操作容易，無燙傷皮膚之虞，適合家庭保健之用。

三、注意事項

　　拔罐療法還可以與三棱針法、皮膚針法結合起來，稱為刺絡拔罐。先在需要治療的部位上，以比火罐口徑略大的面積內，用三棱針進行散刺，或用皮膚針做重叩刺。根據不同病症出血量的要求，適當掌握刺激的輕重。輕者皮

膚表面為輕度滲血，重者皮膚滲血如芝麻大。然後，以閃火法或投火法，在散刺或叩刺部位的中心進行拔罐，5～10分鐘後起罐。本法加強刺絡放血治療的作用、可用於神經性皮炎、白癜風、頑固性面癱、麥粒腫等病證。

　　凡發熱、皮膚過敏、有出血傾向者，及孕婦的腰骶部、下腹部均不宜拔罐。操作時切勿灼傷或燙傷皮膚，拔罐過程受術者不可隨意移動體位，以免火罐脫落。刺絡拔罐時要注意避免刺傷動脈。

第十三節　穴位鐳射法

　　穴位鐳射療法是由鐳射的光、熱、壓力和電磁效應作用於經絡穴位，而達到美容目的的一種療法。鐳射是一種新光源，它具有單色性好，相干性強，方向性優以及能量密度高等特點。

　　用微細的雷射光束照射進行美容治療具有無痛、無菌、快速等優點，患者沒有任何痛苦，對於一些不樂於接受針刺等療法者尤為適宜。

一、常用的幾種鐳射醫療機

　　目前應用於穴位鐳射美容療法，常用的醫療機有氦氖鐳射醫療機、二氧化碳鐳射醫療機、氬離子鐳射醫療機及氦鎘鐳射醫療機等。臨床上應用最廣泛的是氦氖鐳射醫療機。

　　由於氦氖鐳射能刺激各種酶的活性，增加血液中吞噬

細胞、紅細胞和血色素的含量，能加速血管的生長和發育，促時創傷、潰瘍的癒合。且氦氖鐳射能穿入皮膚組織，刺激神經末梢，因而可改善機體狀況，使病變組織恢復健康，從而達到美容的目的。

氦氖鐳射醫療機的使用方法比較簡單，現以氦氖 1 型鐳射醫療機為例，簡單介紹如下：

（1）在使用醫療機之前，應詳細檢查有無漏電、混線現象，檢查地線是否接好，以防止觸電或燒毀機器等事故的發生。

（2）治療時要選擇合適的體位，若照射手部，應把支板支起；照射腳部和腹背部時，可使患者仰臥或俯臥在床上；照射面部患者可取坐位。

（3）照射前可將電流旋鈕置於第二擋或第三擋上，然後啟開電源開關，這時指示燈亮，氦氖雷射器發射出鮮紅色的鐳射。或啟動後鐳射管不亮或出現閃輝現象，表明啟動電壓過低，應立即斷電，並將電流調節旋鈕沿順時針方向轉 1～2 擋，停 1 分鐘後再將電源開關打開。

（4）用電流調節電鈕（順時針電流增大），將電流調節到 6 毫安，以免損壞鐳射管。

（5）調整定時調節旋鈕，根據病情需要定出計時時間，並將雷射光束對準需要照射的部位，同時打開計時開關，計時指示燈亮。當達到預定時間後，計時器便自動鳴笛報警。

（6）雷射器使用時間最長不宜超過 4 小時，治療完畢關閉電源開關即可。

二、適應證

　　穴位鐳射療法在臨床中用於美容疾病的治療，已有十幾年歷史。使用的雷射器主要有氦氖、二氧化碳、氮分子、氬離子、氦鎘等雷射器。

　　隨著鐳射療法的普及，其治療病種也在不斷擴大，從臨床應用及有關報導來看，目前較成熟的一些適應證包括面神經麻痺、丹毒、斑禿、濕癬、凍瘡、白癜風、牛皮癬、神經性皮炎、蕁麻疹、酒渣鼻、痤瘡等。

三、注意事項

　　（1）目前在臨床上使用的氦氖雷射器（紅色，波長6328 埃）。功率一般只有十幾毫瓦。在用氦氖鐳射進行穴位照射時，宜從小劑量開始，初次照射的時間要短一些，一般為 1 分鐘左右，只有證實沒有反作用和副作用時，才可以增加每天照射時間，大約為 5～10 分鐘。其療程應根據病情患者的體質和敏感程度等情況而定。

　　（2）在採用鐳射治療中，醫者和病人都要戴鐳射防護眼鏡，切不可對視雷射光束，以免損傷眼睛。

　　（3）在照射治療時，雷射光束一定要對準需要照射的穴位病灶，特別是治療眼病，要求更為嚴格。

第三章

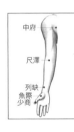

中府
尺澤
列缺
魚際
少商

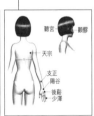

聽宮　顴髎
天宗
支正
陽谷　後谿
少澤

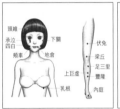

頭維
承泣
四白
頰車
下關
地倉
乳根

伏兔
梁丘
足三里
豐隆
內庭
上巨虛

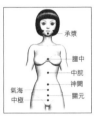

承漿
膻中
中脘
神闕
氣海
關元
中極

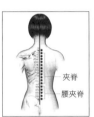

夾脊
腰夾脊

針灸美容常用

經絡與腧穴

第一節　十二正經

一、手太陰肺經

　　肺氣宣發，將衛氣、津液、和水穀精微布散至體表，以溫養和潤澤皮毛，從而發揮其護衛肌表、抗禦外邪的屏障作用。

　　肺的功能正常，宣發有力，衛氣、津液、和水穀精微能夠達表，皮毛得養，則皮膚緻密柔韌，毫毛柔潤光澤，抗禦外邪能力強，觸覺靈敏。反之肺氣虛弱，其宣發衛氣、津液和輸精於皮毛的功能減弱，皮毛失養，則衛外不固，抗禦外邪能力降低，可出現皮毛憔悴枯槁、觸覺遲鈍、易患皮膚病。所以，由調理肺經可以強身健體護膚的，亦可以治療肺氣失調引起的皮膚病。

（一）美容應用

　　（1）肺熱引起的皮膚病變：痤瘡、黃褐斑、酒渣鼻等。

　　（2）其他皮膚病變：顏面蒼白、皮膚瘙癢、濕疹、皮炎、皮膚鬆弛、皮膚粗糙等。

（二）美容常用腧穴（圖3–1）

　　治療痤瘡的穴位：中府。

　　治療面癱的穴位：列缺。

　　豐胸美乳的穴位：魚際。

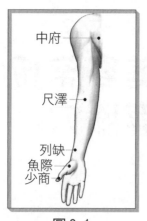

圖 3–1

治療酒渣鼻的穴位：中府、尺澤。

治療眼瞼下垂的穴位：少商。

除疹消斑祛風止癢的穴位：中府、尺澤、列缺。

(三) 主要腧穴定位表

穴位名稱	定位
中府	胸前壁外上方，前正中線旁開 6 寸，鎖骨緣直下 1.5 寸，平第一肋間隙處
尺澤	微曲肘握拳，肘橫紋上，肱二頭肌腱橈側
列缺	前臂掌面橈側，橈骨莖突上方，腕橫紋上 1.5 寸
魚際	第 1 掌指關節後，第 1 掌骨中點橈側，赤白肉際處
少商	拇指橈側，距指甲角約 0.1 寸

二、手陽明大腸經

大腸排泄糟粕，促進食物以及津液代謝，清理機體的內環境。大腸排泄暢通是真正意義上的深層潔膚，利於皮膚以及形體美容。大腸經行於面部，常用於面部美容疾病的治療，如面癱、痤瘡、脂溢性皮炎等。

(一) 美容應用

（1）皮膚保健、黃褐斑、痤瘡、酒渣鼻。

（2）神經性面癱、口眼喎斜、面肌痙攣、眼瞼下垂。

（3）形體肥胖。

（4）因便秘引起的毒素蓄積等症。

(二) 美容常用腧穴 (圖 3-2)

治療痤瘡的穴位：曲池、迎香。

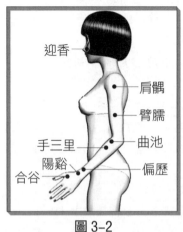

圖 3-2

治療面癱的穴位：陽谿、合谷、偏歷、曲池、臂臑、迎香。

治療肥胖的穴位：曲池。

治療酒渣鼻的穴位：合谷、曲池、迎香。

治療眼瞼下垂的穴位：合谷、臂臑。

除疹消斑祛風止癢的穴位：手三里、曲池、合谷、陽谿、偏歷、肩髃、迎香。

(三)主要腧穴定位表

穴位名稱	定　　位
合谷	位第一、二掌骨間，第二掌骨中點的橈側緣凹陷中。或以一手拇指的指關節橫紋正對另手的拇指、食指的指蹼緣上，當拇指尖所指處即是。
陽谿	腕背橈側，拇指翹起時，拇外伸肌腱與拇長伸肌腱之間的凹陷處中（即鼻煙窩處）。
偏歷	屈肘，在前臂背面橈側，陽谿穴與曲池穴連線上，腕橫紋上 3 寸處。
手三里	前臂背面橈側，當陽谿與曲池連線上，肘橫紋下 2 寸。
曲池	屈肘成直角，位於肘橫紋外端凹陷中
臂臑	肩外側，三角肌止點處，曲池與肩髃連線上，曲池上 7 寸。
肩髃	肩峰前下方，肩峰與肱骨大結節之間，臂平舉時，肩部出現兩個凹陷，在前方的凹陷處。
迎香	鼻翼外緣中點，旁開 0.5 寸，鼻唇溝中。

三、足陽明胃經

胃是六腑之首，啟動六腑通降，對於膽汁的疏泄、大腸的傳導有重要意義，有助於促進代謝，排泄糟粕，有利於皮膚、形體美容。

胃經對脾胃有良好的雙相調節作用，不論是脾胃虛弱，氣血化源不足，還是脾胃積滯、排泄不暢引起的一系列皮膚、形體美容問題，胃經是主要的美容經絡，可以標本兼調。又因為足陽明經是多氣多血之經，起行於面頰主要部分，面頰皮膚屬於陽明經皮部，固陽明經對面部皮膚的營養代謝起著非常重要的作用。循行亦過乳房正中。因此，胃經和乳房後天的發育有密切關係。是乳房保健的主要經脈。

(一)美容應用

（1）治療脾胃虛弱、氣血化源不足引起的形體消瘦無力、面色萎黃、皮膚乾枯、口唇色淡、心悸失眠等。

（2）治療胃腸積滯、排泄不暢引起的形體肥胖或消瘦，皮膚粗糙或油膩不潔、痤瘡、便秘、心煩失眠、口瘡、口臭。

（3）皮膚保健護理；乳房保健護理。

(二)美容常用腧穴（圖3-3）

治療痤瘡的穴位：四白、地倉、頰車、下關、足三里、內庭。

治療面癱的穴位：承泣、四白、地倉、頰車、下關、頭維、內庭。

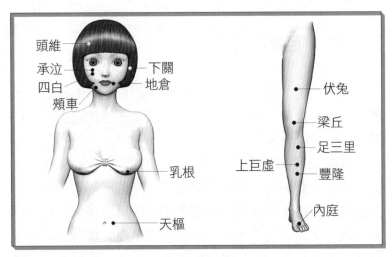

圖 3-3

治療肥胖的穴位：天樞、足三里、上巨虛、豐隆。

強身健體的穴位：足三里。

祛脂生髮的穴位：豐隆。

延緩衰老的穴位：足三里。

除皺護膚的穴位：地倉、頭維。

豐胸美乳的穴位：乳根。

治療斜視的穴位：承泣、四白、頭維。

治療眼瞼下垂的穴位：四白、頰車、足三里。

除疹消斑祛風止癢的穴位：四白、地倉、頰車、下關、天樞、伏兔、梁丘、足三里、上巨虛、內庭。

(三) 主要腧穴定位表

穴位名稱	定　　位
承泣	目正視，瞳孔直下，位於眼眶下緣與眼球之間
四白	目正視，瞳孔直下 1 寸，位於眶下孔凹陷中

續表

穴位名稱	定　　　位
地倉	瞳孔直下，平口角旁 0.4 寸，正視，瞳孔直下與口角水平線交點處即是。
頰車	下頜角前上方一橫指凹陷中，咀嚼時咬肌隆起處。
下關	顴弓與下頜切跡之間的凹陷中，合口有孔，張口即閉。
頭維	額角髮際直上 0.5 寸。
乳根	乳頭直下，第五肋間隙，前正中線旁 4 寸處。
天樞	前正中線旁開 2 寸，平臍。
伏兔	大腿前面，當髂前上棘與髕底外側端的連線上，髕底上 6 寸。
梁丘	屈膝，在大腿前面，當髂前上棘與髕底外側端連線上，髕底上 2 寸。
足三里	犢鼻穴下 3 寸，脛骨前嵴外 1 橫指處。
上巨虛	足三里穴下 3 寸。
豐隆	小腿前外側，外膝眼與外側踝尖連線的中點，條口穴外開 1 橫指。
內庭	足背第二、三趾間縫紋端。

四、足太陰脾經

　　脾為後天之本，氣血生化之源，是基礎營養的根本，而基礎營養是形神美容的前提。脾主肌肉，其華在唇。脾的運化直接關係到肌膚的彈性，肌肉的豐滿，口唇的豐潤色澤。脾主運化水濕，與體形胖瘦關係密切，尤其中年肥胖，常有脾虛濕盛因素。

水濕代謝障礙，亦可以蘊濕化熱，濕熱蘊蒸肌膚而發瘡瘍、濕疹、帶狀疱疹、痤瘡等皮膚病。

(一)美容應用

（1）治療脾氣虛弱，氣血不足所致的消瘦、失眠、神疲倦怠、百節軟弱、肌肉鬆弛、形體無力、皮膚乾枯、面色不華、口唇色淡。

（2）治療脾不健運，痰濕內盛所致的肥胖臃腫、身體沉重倦怠、頭目昏重不清、嗜睡打鼾、痰多、白帶多等。

(二)美容常用腧穴（圖3-4）

治療痤瘡的穴位：公孫、地機、血海。

治療肥胖的穴位：公孫、三陰交、陰陵泉、血海、大橫。

治療眼瞼下垂的穴位：血海。

除疹消斑祛風止癢的穴位：隱白、公孫、地機、陰陵泉、血海。

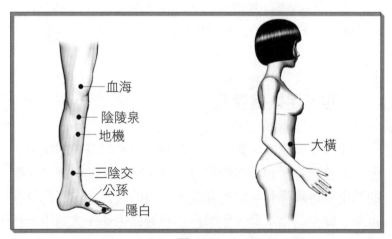

圖3-4

(三)主要腧穴定位表

穴位名稱	定　　位
隱白	在足大趾內側末節，距趾甲角約 0.1 寸。
公孫	在足內側緣，當第 1 跖骨基底的前下方。
三陰交	內踝高點上 3 寸，脛骨內側面的後緣。
地機	在小腿內側，當內踝尖與陰陵泉的連線上，陰陵泉下 3 寸。
陰陵泉	脛骨內側髁下緣凹陷中。
血海	屈膝，髕骨內上緣上 2 寸，當股四頭肌內側頭的隆起處。
大橫	臍中旁開 4 寸。

五、手少陰心經

　　血液在脈中循行，如環無端，運行不息，內至臟腑，外達皮肉筋骨，不斷地對全身各臟腑等組織器官發揮著營養作用，以維持其生理活動。對於臟腑組織、皮毛孔竅、關節筋肉產生的滋濡滑潤作用。

　　血的營養和滋潤作用正常，表現為面色紅潤，肌肉豐滿、壯實、皮膚、毛髮、孔竅潤澤，感覺敏銳，肢體運動靈活自如，關節滑利等。若血的生成不足或持久地過渡耗損，或血的營養和滋潤作用減弱，均可引起全身或局部產生血虛的病理變化，可見頭昏目花、面色不華或萎黃、毛髮乾枯、肌膚乾燥、孔竅乾澀、肢體關節屈伸不利或肢端麻木、尿少便乾等臨床表現。

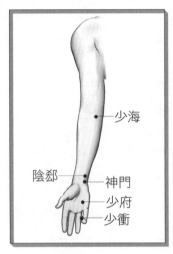

圖 3-5

而心主血脈，全身的血液運行有賴於心氣的推動。心氣不足則血液運行障礙，就會影響血液的濡養作用

(一)美容應用

（1）治療心經實熱、虛熱所引起的煩躁不安、失眠、痤瘡、皮膚油膩或乾燥、口乾口臭、瘖瘂等。

（2）治療心血不足所引起的形神失養，心悸、失眠多夢、面色不華憔悴。

(二)美容常用腧穴（圖 3-5）

治療痤瘡的穴位：神門。

治療面癱的穴位：神門。

治療口瘡的穴位：少府、少衝。

除疹消斑袪風止癢的穴位：少海、陰郄、神門。

(三)主要腧穴定位表

穴位名稱	定　　　位
少海	屈肘，當肘橫紋內端與肱骨內上髁連線的中點。
陰郄	在前臂掌側，尺側腕屈肌腱的橈側緣，腕橫紋上 0.5 寸。
神門	腕掌側橫紋尺側端，尺側腕屈肌腱的橈側緣凹陷中。
少府	在手掌面，第 4、5 掌骨之間，握拳時當小指尖處。
少衝	在小指橈側，距指甲角約 0.1 寸。

六、手太陽小腸經

　　小腸與心相表裏，是心火的清瀉途徑。心火最容易擾動心神，還可引起血熱帶來皮膚、毛髮、五官等美容問題。刺激小腸經或穴位有助於清降心火。小腸經行手部、面頰，故手部以及面部美容按摩、面癱、面肌痙攣、黃褐斑、痤瘡、面腫、面痛等均常用之。

(一)美容應用

（1）治療頭面皮膚、五官、神經的局部病變。

（2）治療神經衰弱、煩躁、失眠、頭痛等。

(二)美容常用腧穴（圖3-6）

治療痤瘡的穴位：顴髎。

治療面癱的穴位：後谿、顴髎、聽宮。

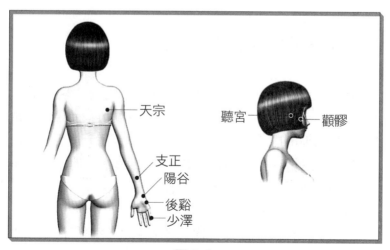

圖3-6

豐胸美乳的穴位：天宗、少澤。

治療斜視的穴位：後谿。

除疹消斑祛風止癢的穴位：後谿、陽谷、支正、顴髎。

(三) 主要腧穴定位表

穴位名稱	定　位
少澤	小指尺側，指甲角旁約 0.1 寸。
後谿	微握拳，在第 5 掌指關節後的遠側掌橫紋頭赤白肉際處。
陽谷	在手掌尺側，尺骨莖突與三角骨之間的凹陷中。
支正	在前臂背面尺側，當陽谷與小海的連線上，腕背側橫紋上 5 寸。
天宗	在肩胛部，當肩胛骨岡下窩的中央凹陷處，與第 4 胸椎相平。
顴髎	在面部，當目外眥直下，顴骨下緣凹陷處。
聽宮	在耳屏前，下頜骨髁狀突的後方，張口時呈凹陷處。

七、足太陽膀胱經

膀胱經的背俞穴，與五臟六腑相對應，善於調理內臟，是治本的美容穴位。行於面部的支脈，可調理局部氣血，常用於面部眼睛的美容。上行於頭部腧穴，善於安神定志，用於調神。根據「上病下取」的原則，影響美容的上焦、頭面、五官病變，常取下肢尤其腳部的特定穴治療。

(一) 美容應用

（1）治療臟腑功能失調引起疾病：失眠、便秘、鬱證、月經不調、帶下病等。

（2）治療臟腑氣血、寒熱虛實失調引起的一系列美容問題：肥胖、消瘦、面色不華、皮膚油膩或乾燥、皮膚過敏、黃褐斑、痤瘡、早衰等。

（3）治療經脈所過部位如頭、面、目等的保健或治療美容。

（4）腳部的保健按摩。

（二）美容常用腧穴（圖 3-7）

治療痤瘡的穴位：風門、肺俞、厥陰俞、心俞、膈俞、肝俞、脾俞、胃俞、氣海俞、大腸俞、關元俞、委中。

治療面癱的穴位：攢竹、心俞、腎俞、崑崙、申脈。

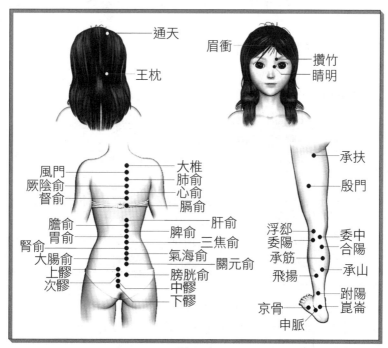

圖 3-7

強身健體的穴位：脾俞、胃俞。

祛脂生髮的穴位：眉衝、通天、玉枕、肝俞、氣海俞、腎俞、委中。

延緩衰老的穴位：脾俞、氣海俞、腎俞。

除皺護膚的穴位：睛明。

治療斜視的穴位：睛明、攢竹、京骨。

治療酒渣鼻的穴位：肺俞、膈俞、三焦俞。

治療眼瞼下垂的穴位：睛明、攢竹。

除疹消斑祛風止癢的穴位：玉枕、風門、肺俞、厥陰俞、心俞、膈俞、肝俞、膽俞、脾俞、胃俞、氣海俞、腎俞、三焦俞、大腸俞、關元俞、膀胱俞、八髎、委中、承山、崑崙。

(三) 主要腧穴定位表

穴位名稱	定　位
睛　明	在面部，目內眥外上方 0.1 寸。
攢　竹	在眉頭凹陷中，眶上切跡處。
眉　衝	在頭部，當攢竹直上入髮際 0.5 寸，神庭與曲差連線之間。
通　天	在頭部，當前髮際正中線直上 4 寸，旁開 1.5 寸。
玉　枕	在後頭部，當後髮際正中直上 2.5 寸，旁開 1.3 寸，平枕外隆凸上緣的凹陷處。
大　杼	在背部，當第一胸椎棘突下，旁開 1.5 寸。
風　門	在背部，當第二胸椎棘突下，旁開 1.5 寸。
肺　俞	在背部，當第三胸椎棘突下，旁開 1.5 寸。
厥陰俞	在背部，當第四胸椎棘突下，旁開 1.5 寸。
心　俞	在背部，當第五胸椎棘突下，旁開 1.5 寸。

續表

穴位名稱	定　　　位
膈　俞	在背部，當第七胸椎棘突下，旁開 1.5 寸。
肝　俞	在背部，當第九胸椎棘突下，旁開 1.5 寸。
膽　俞	在背部，當第十胸椎棘突下，旁開 1.5 寸。
脾　俞	在背部，當第十一胸椎棘突下，旁開 1.5 寸。
胃　俞	在背部，當第十二胸椎棘突下，旁開 1.5 寸。
三焦俞	在背部，當第一腰椎棘突下，旁開 1.5 寸。
腎　俞	在背部，當第二腰椎棘突下，旁開 1.5 寸。
氣海俞	在背部，當第三腰椎棘突下，旁開 1.5 寸。
大腸俞	在背部，當第四腰椎棘突下，旁開 1.5 寸。
關元俞	在背部，當第五腰椎棘突下，旁開 1.5 寸。
膀胱俞	在背部，當第二骶椎棘突下，旁開 1.5 寸。
八　髎	在第一、二、三、四骶後孔中（分別稱為上髎、次髎、中髎、下髎）。
委　中	在膕窩橫紋中央，當股二頭肌與半腱肌肌腱的中間。
承　山	在小腿後面正中，委中與崑崙之間，當伸直小腿或足跟上提時腓腸肌肌腹下出現尖角凹陷處。
崑　崙	在足部外踝後方，當外踝尖與跟腱之間凹陷中。
申　脈	在足外側部，外踝直下方凹陷中。
京　骨	在足外側，第 5 跖骨粗隆下方，赤白肉際處。

八、足少陰腎經

　　腎既是生之門，也是死之戶，是人體生長與衰老的根本。抗衰老和腎的關係十分密切。腎為一身陰陽的根本：陰虛則形容失於濡潤，出現乾枯憔悴早衰之貌；內熱則睡

眼、情緒不安。陽虛則形神失於溫養而缺乏生機；內寒則代謝滯緩而體內痰瘀鬱積，從而影響到體形、損美性皮膚病的預後轉歸。

　　腎主藏精，其華在髮，主骨，齒為骨之餘，茂密的頭髮，挺拔的骨骼，堅固的牙齒和腎精關係密切。腎主生殖，與婦女乳房發育、月經關係密切。

(一)美容應用

　　（1）中老年人養生保健，抗衰老；乳房的保健美容按摩。

　　（2）治療腎陰不足、腎陽不足或陰陽不調引起的形神美容問題。

　　（3）根據上病下取的原則，治療心神、咽喉、頭面等方面的疾病治療。

　　（4）治療常見的婦科病。

(二)美容常用腧穴（圖 3-8）

治療面癱的穴位：太谿、照海、復溜。

治療肥胖的穴位：照海。

祛脂生髮的穴位：然谷。

延緩衰老的穴位：太谿。

除皺護膚的穴位：然谷。

除疹消斑祛風止癢的穴位：湧泉、太谿、復溜。

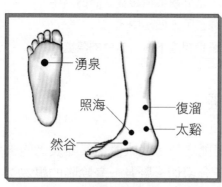

圖 3-8

（三）主要腧穴定位表

穴位名稱	定　位
湧泉	在足底部，足趾屈曲時呈凹陷處，約當足底第 2、第 3 趾趾縫紋頭端與足跟連線的前 1／3 與後 2／3 交點處。
然谷	在足內側緣，足舟骨粗隆下方，赤白肉際。
太谿	在足內側內踝後方，當內踝尖與跟腱之間凹陷中。
照海	在足內側，內踝下緣凹陷處。
復溜	在小腿內側，太谿直上 2 寸，跟腱的前方。

九、手厥陰心包經

心包為心之外圍，對心血（包括血瘀、血虛、血熱）、心神（包括情緒、精神、睡眠）具有良好的調治作用。心包經與三焦經相表裏，具有寬胸理氣，調理胃腸的功能。

（一）美容應用

（1）常用於熱證，如熱擾心包、煩熱失眠、煩躁不安、情緒不穩定、瘡瘍等。

（2）治療腹脹，便秘，消化不良。

（二）美容常用腧穴（圖 3-9）

治療面癱的穴位：內關。

延緩衰老的穴位：內關。

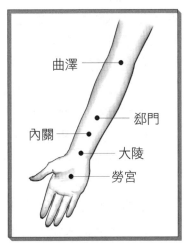

圖 3-9

除疹消斑祛風止癢的穴位：曲池、郄門、內關、大陵、勞宮。

(三)主要腧穴定位表

穴位名稱	定 位
曲澤	在肘橫紋中，當肱二頭肌腱尺側。
郄門	在前臂掌側，當曲澤與大陵連線上，腕橫紋上5寸。
內關	在前臂掌側，當曲澤與大陵連線上，腕橫紋上2寸，掌長肌腱與橈側腕屈肌腱之間。
大陵	在腕橫紋的中點處，掌長肌腱與橈側腕屈肌腱之間。
勞宮	在手掌心，當第2、第3掌骨之間偏於第3掌骨，握拳屈指時中指尖處。

十、手少陽三焦經

三焦是內臟的外腑，總的功能是主持諸氣，疏通水道，是「水穀」出入的通道。三焦經循行於頭面部，可治療頭面部損美性疾病。

(一)美容應用

（1）治療肥胖壅滯，便秘腹脹。

（2）治療眼瞼腫脹，顏面部色斑，皮膚病。

(二)美容常用腧穴（圖3-10）

治療面癱的穴位：關衝、翳風、陽池、外關、耳門、絲竹空。

治療肥胖的穴位：支溝。

祛脂生髮的穴位：翳風。

除皺護膚的穴位：絲竹空。

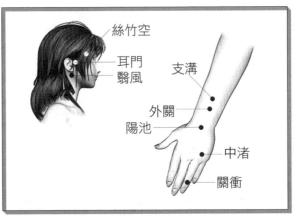

圖 3-10

治療斜視的穴位：中渚、外關。

治療眼瞼下垂的穴位：外關、絲竹空。

除疹消斑祛風止癢的穴位：關衝、中渚、陽池、外關、支溝、翳風、耳門、絲竹空。

(三) 主要腧穴定位表

穴位名稱	定　　　位
關衝	在無名指尺側，距指甲角 0.1 寸。
中渚	在手背部，當無名指掌指關節的後方，第 4、第 5 掌骨間凹陷處。
陽池	在腕背橫紋中，當指伸肌腱的尺側緣凹陷處。
外關	在前臂背側，當陽池與肘尖的連線上，腕背橫紋上 2 寸，橈骨與尺骨之間。
支溝	在前臂背側，當陽池與肘尖的連線上，腕背橫紋上 3 寸，橈骨與尺骨之間。
翳風	在耳垂後方，當乳突前下方與下頜角之間的凹陷中。

續表

穴位名稱	定　　位
耳門	在面部，當耳屏上切跡前，下頜骨髁狀突後緣，張口有凹陷處。
絲竹空	在面部，當眉梢凹陷處。

十一、足少陽膽經

膽附於肝，內藏膽汁，肝膽相表裏膽徑具有疏理肝膽之氣，促進脾胃運化，新陳代謝，利於血脈暢通，調暢七情的作用，可治療婦科病、五官病、皮膚病。

（一）美容應用

（1）治療肝膽氣滯導致的情志抑鬱壓抑，皮膚乾燥乾枯或皮膚油膩粗糙，月經不調，偏頭痛。

（2）治療肝膽鬱熱導致的帶下病，煩躁易怒。

（3）治療經絡所過頭面部的損美性病變。

（4）頭部、眼部、面部、腳部的美容保健按摩。

（二）美容常用腧穴（圖 3-11）

治療痤瘡的穴位：風池。

治療面癱的穴位：聽會、上關、率谷、完骨、陽白、風池、陽陵泉、丘墟。

祛脂生髮的穴位：率谷、完骨、風池。

除皺護膚的穴位：瞳子髎。

治療斜視的穴位：瞳子髎、陽白、風池、光明。

治療眼瞼下垂的穴位：瞳子髎、陽白、風池。

除疹消斑祛風止癢的穴位：瞳子髎、率谷、完骨、陽

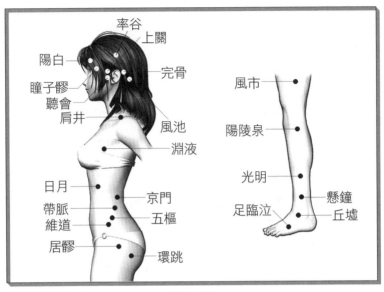

圖 3-11

白、風池、風市、陽陵泉、懸鐘、足臨泣。

（三）主要腧穴定位表

穴位名稱	定　　位
瞳子髎	在面部，目外眥旁 0.5 寸，眶骨外緣凹陷中。
聽會	在面部，當耳屏間切跡的前方，下頜骨髁狀突的後緣，張口有凹陷處。
上關	在耳前，下關直上，當顴弓的上緣凹陷處。
率谷	在頭部，當耳尖直上入髮際 1.5 寸，角孫直上方。
完骨	在頭部，當耳後乳突的後下方凹陷處。
陽白	在前額部，目正視，瞳孔直上，眉上 1 寸。
風池	在項部，枕骨下兩側，胸鎖乳突肌與斜方肌之間凹陷中，平風府穴。

續表

穴位名稱	定　　　位
風市	大腿外側中間，膕橫紋水平線上 7 寸，患者以手貼於大腿外側，中指尖處。
陽陵泉	在小腿外側，腓骨小頭前下方凹陷中。
光明	在小腿外側，當外踝尖上 5 寸，腓骨前緣。
懸鐘（絕骨）	在小腿外側，當外踝高點上 3 寸，腓骨前緣。
丘墟	在外踝前下方，趾長伸肌腱外側凹陷中。
足臨泣	在足背外側，當第 4 蹠趾關節的後方，小趾伸肌腱外側凹陷處。

十二、足厥陰肝經

　　肝主疏泄，促進氣血運行，幫助脾胃運化。肝氣鬱結是引起氣滯血瘀、脾失健運的主要原因，由此可引發許多形神美容問題，面色晦暗、乾燥無光澤、黃褐斑、七情抑鬱、肥胖等。刺激肝經可疏肝理氣，活血化瘀，保護脾胃。肝經主幹環繞陰部，行於少腹，會中極、關元，與腎臟一樣，和生殖內分泌系統關係非常密切。

　　生殖內分泌系統決定女性的第二性徵，是女性美容的基礎，因此婦科經帶病的經絡治療常取肝經穴位。慢性婦科病是導致女性皮膚、面色、形體、情緒等損美性變化的常見原因。肝經上，行目系、額部至巔頂。肝腎陰虛，肝陽上亢，虛火上炎，常可引起上焦頭面、心神的病變，比如皮膚油膩或乾燥、黃褐斑、痤瘡、咽喉不適、眼花耳

鳴、心煩、失眠等。因此，清降上焦的虛火，往往要「上病下取」，取下肢肝經的穴位。

(一)美容應用

（1）治療黃褐斑、痤瘡。

（2）治療肥胖。

（3）治療月經不調、帶下病。

（4）治療虛熱失眠、多夢、心煩；可調整明顯不良的情緒，七情抑鬱，煩躁易怒。

(二)美容常用腧穴（圖 3-12）

治療痤瘡的穴位：太衝。

治療面癱的穴位：行間、太衝。

治療肥胖的穴位：太衝。

豐胸美乳的穴位：期門。

除疹消斑祛風止癢的穴位：行間、太衝、蠡溝、曲泉、章門、期門。

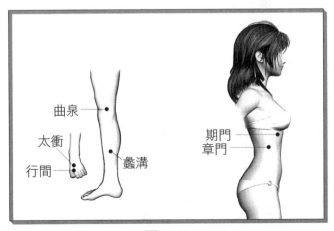

圖 3-12

(三)常用腧穴定位表

穴位名稱	定　　位
行間	在足背側，當第 1、2 趾間，指蹼緣的後方赤白肉際。
太衝	在足背側，第 1 跖骨間隙的後方凹陷中。
蠡溝	在小腿內側，當足內踝尖上 5 寸，脛骨內側面的中央。
曲泉	屈膝，在膝內側橫紋頭上方凹陷中，脛骨內側髁之後，半腱肌、半膜肌止端之前的凹陷處。
章門	在側腹部，當第 11 肋游離端的下方。
期門	在胸部，當乳頭直下，第 6 肋間隙，前正中線旁開 4 寸。

第二節　奇　經

一、督　脈

督脈為陽脈之海，與諸陽脈相連，升補清陽之氣，疏通頭面氣血，利於頭、面、五官的保健和美容。督脈上行頭面，故利於祛風。督脈亦有溫補陽氣，強壯體質；調理對應臟腑的功能。

(一)美容應用

（1）治療頭面受風導致的頭痛、脫髮、皮屑、瘙癢、脂溢性皮炎。

（2）治療頭暈、失眠、健忘。

（3）治療陽虛導致的面色　白，精神萎靡不振，毛髮

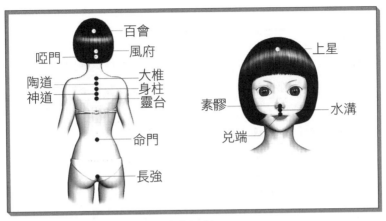

圖 3-13

不茂，肥胖或消瘦等。

(二) 美容常用腧穴（圖 3-13）

治療痤瘡的穴位：靈台、神道、陶道、大椎。

治療面癱的穴位：百會、水溝、齦交。

強身健體的穴位：大椎、百會。

祛脂生髮的穴位：啞門、風府、百會、上星。

治療酒渣鼻的穴位：神道、素髎。

治療眼瞼下垂的穴位：百會。

除疹消斑祛風止癢的穴位：命門、靈台、神道、身柱、陶道、大椎、風府、百會、上星。

(三) 常用穴位定位表

穴位名稱	定　　位
命門	在腰部，當後正中線上，第二腰椎棘突下凹陷中。
靈台	在背部，當後正中線上，第六胸椎棘突下凹陷處。

續表

穴位名稱	定　　位
神道	在背部，當後正中線上，第五胸椎棘突下凹陷處。
身柱	在背部，當後正中線上，第三胸椎棘突下凹陷處。
陶道	在背部，當後正中線上，第一胸椎棘突下凹陷處。
大椎	在後正中線上，第七頸椎棘突下凹陷處。
啞門	在頸部，當後髮際正中直上 0.5 寸，第一頸椎下。
風府	在項部，當後髮際正中直上 1 寸，枕外隆凸直下，兩側斜方肌之間凹陷。
百會	在頭部，當前髮際正中直上 5 寸，或兩耳尖連線的中點處，頭頂正中。
上星	在頭部，當前髮際正中直上 1 寸。
素髎	在面部，當鼻尖的正中央。
水溝	在面部，當人中溝正中線上 1/3 與下 2/3 交界處。
齦交	在上唇內，唇系帶與上齒齦的相接處。

二、任　脈

　　任脈為陰脈之海，可以調治下焦臟腑陰陽，改善體質，強壯補虛。沖脈、任脈可調治婦女的生殖、內分泌系統。亦可調理脾胃，促進消化。

(一)美容應用

（1）治療婦科經帶病。

（2）治療脾胃虛弱或脾胃積滯。

（3）治療養生保健，改善體質；頭面保健美容，咽喉病。

(二)美容常用腧穴（圖 3-14）

治療痤瘡的穴位：中極、承漿。

治療面癱的穴位：關元、氣海、承漿。

治療肥胖的穴位：關元、氣海、中脘。

強身健體的穴位：氣海。

祛脂生髮的穴位：關元、氣海。

延緩衰老的穴位：關元、氣海、神闕。

豐胸美乳的穴位：膻中。

祛疹消斑止癢的穴位：關元、氣海、神闕、中脘、膻中。

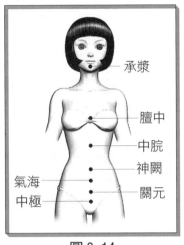

圖 3-14

(三)常用穴位定位表

穴位名稱	定　　位
中極	在下腹部，前正中線上，當臍中下 4 寸。
關元	在下腹部，前正中線上，當臍中下 3 寸。
氣海	在下腹部，前正中線上，當臍中下 1.5 寸。
神闕	臍中央處。
中脘	在上腹部，前正中線上，當臍中上 4 寸。
膻中	在胸部，前正中線上，平第四肋間隙，兩乳頭連線中點。
承漿	在面部，當頦唇溝的正中凹陷處。

第三節　經外奇穴

(一)美容常用腧穴

（1）四神聰　主治脫髮斑禿、神經性皮炎、濕疹（圖3-15）。

（2）印堂　主治痤瘡、黃褐斑、雀斑、白癜風、酒渣鼻、面神經麻痺、面肌痙攣、額部皺紋（圖3-16）。

（3）魚腰　主治斜視、眼部皺紋、額部皺紋、眼瞼下垂、面肌痙攣、面神經麻痺（圖3-16）。

（4）太陽　主治口眼喎斜、痤瘡、眼瞼下垂、濕疹、黃褐斑、扁平疣、斜視、眼瞼下垂、面肌痙攣、面神經麻痺（圖3-17）。

（5）橋弓　主治斜頸（圖3-17）。

（6）夾脊　可強身健體（圖3-18）。

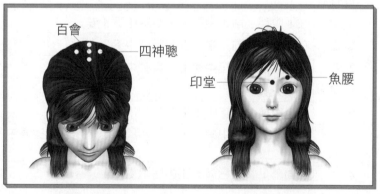

圖3-15　　　　　　　　　圖3-16

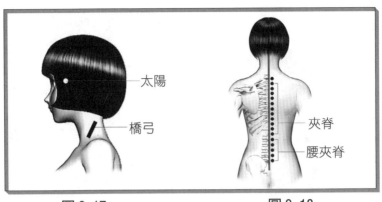

圖 3-17　　　　　　　　　　　圖 3-18

(二)常用腧穴定位表

穴位名稱	定　　　位
四神聰	在頭頂部，百會穴前後左右各 1 寸處。
印堂	在兩眉頭連接的中點。
魚腰	在額部，瞳孔直上，眉毛中。
太陽	當眉梢與目外眥之間向後約 1 寸處凹陷中。
夾脊	第一胸椎至第五腰椎，各椎棘突下旁開 0.5 寸。
橋弓	耳垂後翳風到同側缺盆穴連成的一線。

第四節　腧穴定位法

骨度法是以骨節為主要標誌測量人體各部位的長短，依據人體各部位的長短，訂出一定的分寸，然後按分寸的比例，作為定穴的標準。無論成人、兒童、男女、老幼、高矮、肥瘦，均可用此法測量。

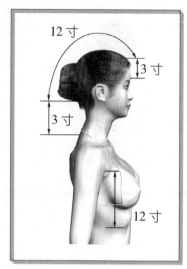

圖 3-19

現將各部位骨度分寸簡單介紹如下：

1. 頭頸部（圖 3-19）

（1）前髮際至後髮際折作 12 寸（直寸）。

（2）前髮際至眉心折作 3 寸（直寸）。

（3）後髮際至第七頸椎棘突折作 3 寸（直寸）。

（4）兩前髮角折作 9 寸（橫寸）。

（5）兩耳後乳突最高點之間折作 9 寸（橫寸）。

2. 胸腹部（圖 3-20）

（1）天突穴（胸骨窩）至歧骨（胸劍聯合）折作 9 寸（直寸）。

（2）歧骨至臍中折作 8 寸（直寸）。

（3）臍中至恥骨聯合上緣折作 5 寸（直寸）。

（4）兩乳頭之間折作 8 寸（橫寸）。

（5）腋窩橫紋至十一肋端折作 12 寸（直寸）。

3. 背腰部（圖 3-21）

（1）大椎至尾骶計有 21 椎。

（2）雙臂自然下垂，平兩肩胛岡，相當於第 3 胸椎。

（3）雙臂自然下垂，平兩肩胛下角，相當於第 7 胸椎。

（4）平 11 肋端相當於第 2 腰椎。

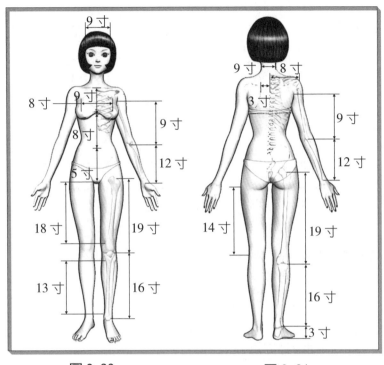

圖 3-20　　　　　　　　　圖 3-21

（5）平兩髂嵴，相當於第 4 腰椎。

4. 上肢部

（1）腋橫紋至肘橫紋折作 9 寸（直寸）。

（2）肘橫紋至腕橫紋折作 12 寸（直寸）。

5. 下肢部

外踝尖至足底折作 3 寸（直寸）。

（一）手指同身寸法

1. 中指同身寸法

是以病人中指的中節為 1 寸（圖 3-22）。適用於四肢

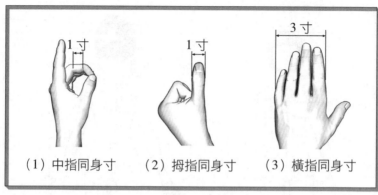

（1）中指同身寸　　（2）拇指同身寸　　（3）橫指同身寸

圖 3-22

部位腧穴的縱向比量和背、腰、骶部腧穴的橫向定位。

2. 拇指同身寸法

以病人的拇指指關節橫度為1寸。適用於四肢部的直寸取穴。

3. 橫指同身寸法

也叫「一夫法」。以 2～5 指自然伸直合併，橫過中指中節的橫度折作 3 寸。適用於上下肢、下腹部的直寸定位和背部的橫寸定位。

（二）簡便取穴法

本法是按體表各種自然標誌作為定位取穴的依據。比如兩耳廓對折，兩耳尖直上取百會；眉頭中間取印堂；眉頭凹陷取攢竹；鼻尖取素髎；兩乳頭之間取膻中；兩虎口交叉，食指端取列缺；拇指關節對虎口，拇指端取合谷；直立垂手中指尖端取風市；11 肋端取章門；12 肋端取京門；臍部中間取神闕等。

第四章

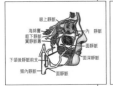

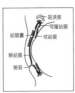

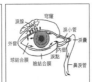

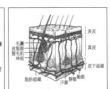

針灸美容常用
解剖學基礎

第一節　面部淺結構

一、皮膚、淺筋膜和面肌

　　面部皮膚的特點是血管豐富,感覺靈敏。淺筋膜厚而緻密,且有不少脂肪組織分佈。面肌大多起自面顱諸骨,止於皮膚,從而收縮進而能顯示各種表情。

　　面肌主要有眼周圍肌和口周圍肌。眼輪匝肌分別為位於眼周緣的眶部、位於眼瞼皮下色淡菲薄的瞼部以及位於淚囊後外方的淚囊部,其主要的作用是使眼瞼閉合。

　　口周圍肌除有使口閉合的口輪匝肌環形肌束外,尚有與之交織的輻射狀肌束,包括位於口裂以上,提上唇和口角的提上唇肌和提口角肌;位於口裂以下,降下唇和口角的降下唇肌和降口角肌;位於口角外側,參與咀嚼和吸吮的頰肌等。

　　此外,面肌中尚有位於前額,使額部皮膚出現橫紋的枕額肌。(圖 4-1)

二、腮腺咬肌區

　　此區前界為咬肌前緣,後界為乳突、二腹肌後腹上緣及胸鎖乳頭肌上份前緣,上界為顴弓及外耳道,下界為下頜體下緣。

　　其結構從淺到深為皮膚、淺筋膜、淺層的血管和神

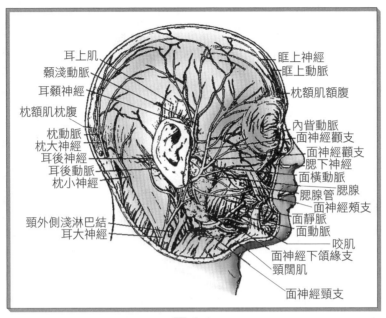

圖 4-1

經、腮腺咬肌筋膜、腮腺淺部、腮腺峽部及穿行其間的血
管和神經、咬肌、下頜支、腮腺深部等。

三、血　管

面動脈在頸動脈三角內，於舌骨大角稍上方發自頸外
動脈，行向前上，經莖突舌骨肌和二腹肌後腹的深面後，
又行於下頜下腺的深面，至咬肌前緣處，繞下頜體下緣，
斜向前上經口角、鼻翼外側至內眥。面動脈於面部，沿途
發出上、下唇動脈和鼻外側支，分佈於相應的部位。上唇
動脈還發支至鼻中隔。

面靜脈起自內眥靜脈，伴行於面動脈的後外方，穿行

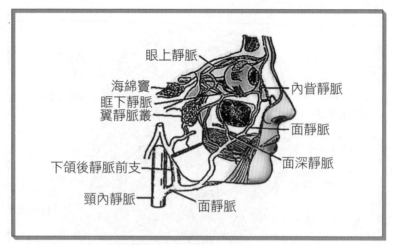

圖 4-2

於面肌之間，至下頜角下方，有下頜後靜脈前支匯入，然
後注入頸內靜脈。內眥靜脈與眶內的眼上靜脈相連。眼上
靜脈向後注入顱內的海綿竇。

　　面靜脈經面深靜脈、翼靜脈叢也與海綿竇相通。故面
靜脈所經過的鼻根與左、右兩側口角之間的三角區感染
時，由上述途徑，可逆行蔓延至顱內而導致海綿竇血栓或
顱內感染。因此，稱此區為「危險三角」區（圖 4-2）。

四、淋巴管和淋巴結

　　面淺部的淋巴結有兩群：前群沿面血管排列，稱面前
淋巴結群。後群分佈於腮腺表面，稱腮腺淺淋巴結群，該
群淋巴結中，有位於耳屏前方的，稱耳前淋巴結。

　　腮腺淺淋巴結群收納來自顳區、額區的淋巴以及耳

廓、外耳道、上瞼和下瞼的外側部及鼻根部的淋巴，其輸出管注入腮腺深淋巴結和頸外側上深淋巴結。

面前淋巴結群收納眼瞼內側、眶內側、鼻部、上唇、頰部、顴部等的淋巴，其輸出管注入下頜下淋巴結（圖4-2）。

五、神　經

1. 面神經

自莖乳孔穿出後，恰位於腮腺之後，下頜角的後上方，向前出腮腺，在此通常先分為上、下兩幹，然後再分支相互交織成叢，最後呈扇形分成 5 組小支，支配面肌和頸闊肌。

（1）顳支：多為兩支，由腮腺上緣穿出，越過顴弓中份淺面，支配眼輪匝肌上份及枕額肌的額腹。

（2）顴支：有 3～4 支，由腮腺上緣前份穿出，其中1～2 支較粗，與面橫動脈伴行，橫行於顴弓的下方，支配眼輪匝肌、提上唇肌等。

（3）頰支：有 3～4 支，自腮腺前緣穿出，可分為上、下兩主支，平行於腮腺管上、下方，下主支恰位於口角平面或稍上方。頰支支配頰肌、口輪匝肌及口裂周圍輻射狀諸肌。

（4）下頜緣支：常為 1 支，於腮腺下端穿出，在頸闊肌深面，沿下頜體下緣前行，跨面血管的淺面，支配降口角肌等。

（5）頸支：常為 1 支，由腮腺下端穿出，向前下在下

頷角下方入頸部，支配頸闊肌。

2.三叉神經

　　於顱腔內分為眼、上頜及下頜神經三支，分別經眶上裂、圓孔、卵圓孔出顱腔後進入眶、翼腭窩及顳下窩。三條神經的感覺纖維主要分佈於面部的皮膚，口腔、鼻旁竇的黏膜、牙和腦膜等處。運動支主要支配咀嚼肌。三支在面部分佈區的界限，大致以瞼裂和口裂為界。

第二節　皮膚結構

　　皮膚是人體最大的器官，被覆在整個身體表面，皮膚及其附屬器官保護著個體的獨立存在，是人體的第一道防線，具有保護、分泌、排泄、吸收和調節體溫等功能。皮膚含有豐富的神經末梢，能感受外界環境中的冷、熱、觸、痛等刺激，是重要的感覺器官。

　　皮膚的總面積成年人約為 1.5～2.0 平方公尺，厚度為 1～4 毫米。皮膚總面積和厚度都與性別、年齡、身高和體重有關係。皮膚的重量大約占體重的 16%。

　　皮膚組織包括：由上皮構成的表皮、由緻密結締組織構成的真皮和皮下組織，並且有豐富的血管、淋巴管和神經，此外還包括毛髮、皮脂腺、汗腺和指（趾）甲四種皮膚附屬器（圖 4-3）。

一、表　皮

　　表皮位於皮膚表層根據細胞的分化程度，形態結構特

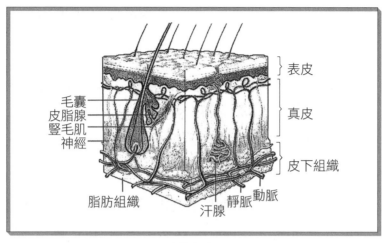

毛囊
皮脂腺
豎毛肌
神經

表皮
真皮
皮下組織

脂肪組織　　汗腺　靜脈　動脈

圖 4–3

徵，可將表皮由深層至淺層分為五層：基底層、棘層、顆粒層、透明層和角質層。

分佈在手掌和足底的皮膚較厚，五層結構齊備。在顏面和腋窩等處的皮膚較薄，只有基底層、棘層和角質層。

1. 基底層

位於表皮的最下層，是表皮中有分裂增生能力的一層細胞，所以又稱生發層。

基底層細胞僅為一層柱狀或立方狀的基底細胞，排列整齊，借助基底膜帶與真皮相連。細胞具有活躍的分裂增殖能力，不斷產生新的細胞並向表層推移，以補充表層衰老脫落的細胞。

2. 棘層

此層由 5～10 層多邊形細胞組成，細胞質有許多棘狀突起。棘細胞之間有細胞間物質——葡萄糖氨基聚糖，具

有親水性,是物質交換的途徑。最下層的棘細胞參與創面的癒合。

3. 顆粒層

位於棘層之上,一般由 2～3 層梭形細胞組成,界限清楚。顆粒細胞是由棘細胞轉化而形成的,胞質內有許多大小不等的透明角質顆粒,強嗜鹼性,它們進一步融合便形成角質。胞核著色淺,細胞器消失。

4. 透明層

僅見於掌跖等角質肥厚的表皮,是由顆粒層的細胞轉化而來,是角質層的前期,一般有 3～4 層細胞,細胞邊界不清楚。嗜酸性,含有折光性較強的透明角質,可以阻止水分子通過。

5. 角質層

是表皮的最外層,由幾層或幾十層的角質細胞組成。角質細胞是已經死亡、無細胞核和細胞器的細胞,為扁平的六角形結構,最表層的角質細胞可成片脫落,形成皮屑。角質層非常堅韌,水、微生物及其他物質都不易侵入,構成皮膚最重要的保護層。

二、真　皮

真皮位於表皮和皮下組織之間,由結締組織組成。真皮含有大量的膠原纖維、彈力纖維和網狀纖維。真皮層的主要功能為:抵禦外傷;承受一定量的血液、電解質和水;血管神經的支柱。

三、皮下組織

皮下組織由疏鬆結締組織組成，其膠原纖維直接與真皮相連續，使皮膚具有一定的可動性。皮下組織又稱皮下脂肪層，有較多的脂肪細胞，能起到一定的保溫和緩衝外來力的作用。

皮下組織內還含有較大的血管、淋巴管、神經。皮下組織的薄厚隨個體、年齡、性別和部位而異。

四、皮膚的附屬器

皮膚的附屬器有汗腺、毛髮、皮脂腺、及指（趾）甲等，它們都使由表皮衍生而來，並與表皮在結構上有聯繫。

1. 汗　腺

是一條彎曲的單管狀腺，分為汗腺分泌部和導管部。分泌部位於真皮深部及皮下組織內，為一段蜷曲成團的管道，具有分泌汗液的功能。

汗腺導管部也是上皮管道，導管經真皮到達表皮，開口於皮嵴處，開口處稱汗孔。汗腺分佈廣泛，遍佈全身，具有多方面的功能，可協助腎臟排泄體內含氮代謝產物，如尿素等。汗液的蒸發是人體散熱的主要方式之一。

在腋窩、臍窩、肛門及外陰等處分佈有一種大汗腺，其分泌物含有較多的脂酸，分泌物被某些細菌作用後，可產生特殊的臭味。

2. 毛　髮

由角化的表皮細胞構成，分佈廣泛，除指（趾）甲、掌跖、乳頭、唇、龜頭及陰蒂等處無毛髮生長外，幾乎遍佈全身。毛髮的種類主要分為長毛、短毛和毳毛。長毛如頭髮、鬍鬚、陰毛、腋毛等；短毛如眉毛、睫毛、鼻毛、外耳道的短毛等；毳毛較為細軟，色淡，分佈於面部、頸部、軀幹部和四肢部。毛髮的生長受遺傳、健康、營養、激素等很多因素的影響。

毛髮從結構上可分為毛幹和毛根兩部分。露出皮膚以外的部分為毛幹，主要由緊密排列的角質化細胞組成。埋於皮膚以內的部分為毛根，毛根末端膨大稱毛球。毛球底部的凹陷部分為毛乳頭，內含豐富血管，可供應毛髮營養，是毛髮的生長點。

毛根基部的細胞有很強的分裂增生能力，新細胞向毛根推移，以形成新的毛幹。毛根處有黑色素細胞，產生黑色素供應毛幹角質細胞。

毛根外有圓筒狀的毛囊，毛囊開口於皮膚表面，接近開口處有皮脂腺導管的開口。

3. 皮脂腺

是泡狀腺體，無腺腔，腺體中央區域細胞胞質內充滿皮脂顆粒。皮脂腺導管開口於毛囊，分泌時整個細胞解體而成為皮脂，經毛囊而排出。

皮脂含有多種脂肪酸，可潤滑皮膚和毛髮，還有一定的殺菌作用。除掌跖和指（趾）屈側外，全身皮膚都有皮脂腺，頭面、胸背上部等處皮脂腺較多。

如導管堵塞，使皮脂排出不暢，皮膚表面可向外突

出，從而導致出現丘疹，在皮脂腺豐富的面部、前胸部、背部便形成了痤瘡。

4. 甲

由緻密堅厚的角化細胞構成，外露部分稱為甲板，伸入近端皮膚中的部分成為甲根。甲根之下和周圍的上皮成為甲母，是甲的生長區。甲板之下的皮膚稱甲床。

疾病、營養狀況、環境及生活習慣等很多因素可影響當時所產生的指（趾）甲，使之發生凹溝或不平。

5. 皮膚的血管、淋巴管和神經

（1）血管：表皮沒有血管，由真皮毛細血管滲透過來的組織液供表皮進行新陳代謝。真皮和皮下組織有十分豐富的血管，可以儲存人體血液總量的 1/5。皮膚的血管根據其大小、結構的不同分為小動脈、微動脈、毛細血管、微靜脈、小靜脈和血管球。

皮膚內有兩層平行排列的血管叢。淺層血管叢位於真皮乳頭層和網狀層之間，其分支分佈於真皮乳頭和毛囊；深層血管從位於真皮和皮下組織之間，其分支分佈於皮下組織、毛囊深部和汗腺等處。

（2）淋巴管：表皮沒有淋巴管，真皮乳頭層內有網狀淋巴管叢，起源於乳頭層的結締組織間隙，盲端呈竇形，其中較大的淋巴管在皮下組織內隨靜脈分佈。淋巴管向真皮下部延伸時，有很多瓣膜以防倒流，所以淋巴液是單向流動。

（3）神經：皮膚中有豐富的神經末梢。來自腦神經或脊神經的感覺支，在皮膚內形成多種感覺神經末梢，分別感受和傳導痛覺、溫覺、觸覺、壓力刺激等。還有來自植

物神經的纖維，分佈於血管、腺體，管理支配腺體的分泌和平滑肌的功能活動。

第三節　眼部的結構

眼附屬器包括眼瞼、結膜、淚器、眼外肌和眼眶。

一、眼　瞼

　　眼瞼是覆蓋在眼球前面能靈活運動的簾狀組織，是眼球前面的屏障。主要生理功能是保護眼球，防止損傷。

　　眼瞼分為上瞼和下瞼，上下眼瞼之間的裂隙為瞼裂。眼瞼外端聯合處叫外眥，呈銳角。內端聯合處叫內眥，鈍圓。游離邊緣叫瞼緣。分前後兩唇，前唇鈍圓，有排列整齊的睫毛。

　　睫毛的根部有毛囊，其周圍有皮脂腺稱為 Zeis 腺及變態汗腺稱 Moll 腺。它們的排泄管開口於毛囊。後唇邊緣較銳緊貼於眼球前部。兩唇間皮膚與黏膜交界處形成淺灰色線，稱緣間線或灰線。在灰線與後唇之間，有排成一行的細孔，為瞼板腺的開口。近內眥部上下瞼緣各有一乳頭狀隆起，中央有一小孔稱上下淚小點。為淚小管的開口。

　　在內眥角與眼球之間有一結膜形成的皺襞，呈半月狀，稱半月皺襞。此皺襞與內眥皮膚之間被圍結成一個低陷區，此處稱為淚湖。淚湖中近半月皺襞處有一肉狀隆起稱淚阜，淚阜上生有少數細軟之毳毛（圖 4-4）。

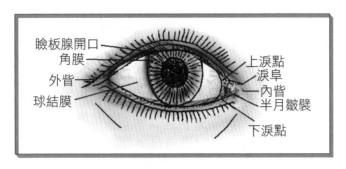

瞼板腺開口
角膜
外眥
球結膜
上淚點
淚阜
內眥
半月皺襞
下淚點

圖 4-4

二、結 膜

結膜為一層薄而透明的黏膜組織,覆蓋在眼瞼後面和
眼球前面,分瞼結膜、球結膜、穹窿部結膜。由結膜形成
的囊狀間隙稱為結膜囊。瞼裂相當於其開口處(圖 4-5)

1. 瞼結膜

覆貼於瞼板之後,在
距下瞼緣後唇 2 毫米處,
有一與瞼緣平行的淺溝,
叫瞼板下溝。常為細小異
物存留之處。

2. 球結膜

覆蓋於眼球前部的鞏
膜表面,與鞏膜表面的球
筋膜疏鬆相連,富於彈
性,易推動。球結膜下注
射即在此部位進行。在角

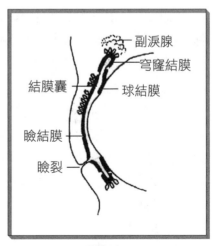

副淚腺
穹窿結膜
結膜囊
球結膜
瞼結膜
瞼裂

圖 4-5

膜緣處結膜上皮細胞移行為角膜上皮細胞，因而結膜病可累及角膜。

3. 穹窿部結膜

為球結膜和瞼結膜的移行部分，多皺襞，便於眼球轉動。是結膜中最厚、最鬆弛的部分。上穹窿部較深，下穹窿部較淺。穹窿部上皮細胞為複層柱狀上皮細胞，上皮細胞下含有多量的淋巴細胞，有時形成濾泡。

三、淚　器

淚器由兩部分組成。

1. 分泌淚液部分：包括淚腺和副淚腺。

2. 排泄淚液部分（淚道）：包括淚小點、淚小管、淚囊和鼻淚管。

(一)淚腺和副淚腺

淚腺位於眼眶前部外上方的淚腺窩內，被提上瞼肌肌腱分隔為較大的眶部和較小的瞼部淚腺，兩部在後面有橋樣腺組織相連接。其排泄導管 10～20 根。開口於外上穹窿部結膜處。在結膜上尚有副淚腺。

血液供給來自眼動脈淚腺支。淚腺的神經複雜，為混合性神經，包括來自第 V 顱神經眼支的感覺纖維和起源於頸內動脈叢的交感纖維，以及來自橋腦淚腺核的分泌纖維，司淚液的分泌（副交感神經）。

(二)淚　道

1. 淚小點

為淚道的起始部，位於距內眥約 6 毫米的瞼緣上。上下

各一個，分別稱上淚小點和下淚小點。淚點開口面向淚湖。

2. 淚小管

始於淚小點，開始時垂直於瞼緣，約 1～2 毫米。然後再轉水平向鼻側進行，最後上下淚小管連成總淚小管，再與淚囊相接。有時上下淚小管不會合而直接與淚囊連接。

3. 淚　囊

位於淚骨的淚囊窩內，上部在內眥韌帶的後面，為一囊狀結構，其頂端閉合成一盲端，下端與鼻淚管相接。正常淚囊長約 12 毫米，管徑約 4～7 毫米。

4. 鼻淚管

上與淚囊相接，位於上頜骨和淚囊所形成的骨管內。向下逐漸變窄，開口於鼻道內。鼻腔疾病可引起淚道感染或鼻淚管阻塞而發生溢淚。

淚液自淚腺分泌經排泄管進入結膜囊，依靠瞬目運動和淚小管虹吸作用，向內眥匯集於淚湖，而後進入淚小點，由淚道排出鼻腔，一部分淚液則隨暴露部分而蒸發。

淚液為弱鹼性透明液體，除含有少量蛋白和無機鹽外，尚含有溶菌酶、免疫球蛋白 A（IgA），補體系統，β 溶素和乳鐵蛋白。淚液除具有濕潤眼球作用外，還具有清潔和滅菌作用。當有刺激時，大量淚液分泌可沖洗和排除微小異物。

在正常情況下，16 小時內分泌淚液 0.5～0.6 毫升。在睡眠狀態下，淚液的分泌基本停止，在疼痛和情緒激動時則大量分泌。

四、眼外肌

眼外肌是附著於眼球外部的肌肉，與眼內肌（睫狀肌、瞳孔開大肌和括約肌）係相對的名稱。眼外肌是司眼球運動的橫紋肌，每眼各有六條，按其走行方向分直肌和斜肌，直肌四條即上、下、內、外直肌；斜肌兩條即上斜肌和下斜肌。

四條直肌均起始於眶尖部視神經孔周圍的總腱環。各肌的肌纖維自成一束，包圍視神經分別向前展開，附著在眼球赤道前方，距角膜緣不同距離的鞏膜上。

內、下、外、上直肌分別附著於角膜緣後 5.5 毫米、6.5 毫米、6.9 毫米、7.7 毫米處。

上斜肌也起始於總腱環，沿眶上壁與眶內壁交角處前行，在接近眶內上緣處變為肌腱，穿過滑車的纖維環，然後轉向後外方經過上直肌的下面，到眼球赤道部後方，附著於眼球後外上部。

下斜肌起源於眶壁的內下側，然後經下直肌與眶下壁之間，向外伸展至眼球赤道部後方，附著於眼球的後外側。

眼外肌的血液由眼動脈的肌支供給。六條眼外肌的作用見圖 4-6。

五、眼　眶

眼眶是容納眼球等組織的類似四邊錐形的骨腔，左右

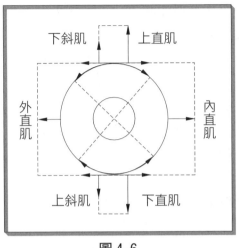

下斜肌　上直肌

外直肌　內直肌

上斜肌　下直肌

圖 4-6

各一，互相對稱。成人眶深約 4～5 公分。眼眶除外側壁比較堅固外，其他三壁骨質均菲薄。上壁與前顱凹、額竇，下壁與上頜竇，內側壁與篩竇、鼻腔，後方與蝶竇相鄰。

臨床上眼眶病變可能損害眼球和視神經，還可引起副鼻竇和顱內病變。同樣，各鼻竇及顱內的病變時也可波及眶內組織。

眼眶內容物有眼球、視神經、眼外肌、淚腺、脂肪、血管、神經等。

第四節　外鼻的結構

鼻位於面部的中 1/3 處，外形是顏面中央隆起而且底朝下的三角形錐狀器官。它的外形完整與否直接關係到整個面部。鼻由外鼻、鼻腔和鼻旁竇三部分組成，它是呼吸

道的起始部，也是嗅覺器官。這裏只介紹一下與美容關係密切的外鼻的結構。

外鼻位於面部中央，其上端狹窄，與額部相連，稱為鼻根；下端隆起，突向前方，稱為鼻尖；中間為一長嵴，名為鼻背，鼻背的最高線稱作鼻梁。

鼻背的上部為骨性支架，較硬並且固定；下部為軟骨性支架，較軟而且具有一定的彈性和活動性。鼻背的兩側為鼻側部。鼻側部的下方隆起，稱為鼻翼。

鼻翼近似半月形，下緣游離，在深呼吸或者呼吸困難時可出現明顯的扇動。兩鼻翼的中間為鼻尖，鼻尖的下方為鼻小柱（鼻中柱）。鼻小柱為鼻中隔前下部的游離緣，亦稱為鼻中隔的可動部分。鼻小柱和兩側的鼻翼圍成兩個鼻孔。鼻翼的外側有鼻翼溝與面部分隔。整個鼻為一個三角形錐狀體，錐體的底座為鼻底，鼻底由鼻尖、鼻小柱、鼻孔和鼻翼組成。

一、皮 膚

鼻部皮膚在鼻根和鼻背部皮膚較薄，皮下組織和脂肪較少，與其下面的鼻骨和側鼻軟骨的連接疏鬆，有相當移動性。鼻尖與鼻翼的皮膚較厚，皮下組織較發達，有少量脂肪並有豐富的汗腺和大型皮脂腺，與鼻尖和鼻翼的連接較牢固，無移動性。

外鼻皮膚在鼻孔周圍向內移行，成為鼻前庭皮膚。為痤瘡、酒渣鼻及鼻癤的好發部位。當發炎時，疼痛劇烈。前庭皮膚有毛，稱為鼻毛，是呼吸道的重要屏障。外鼻皮

膚彈性甚好。行大鼻縮小手術後，皮膚可以自己收縮，重新與縮小的骨架相貼合。

二、血　管

1. 動　脈

外鼻血供極豐富，有來自頸內動脈的眼動脈分支，向下成為鼻背動脈，鼻背動脈與口角動脈的分支側鼻動脈相吻合。鼻背動脈還與滑車上動脈及眶下動脈相交通，形成一個供應鼻背皮膚的軸型動脈網，供應鼻背部和鼻根部組織；還有來自頸外動脈的面動脈延續支，口角動脈的分支側鼻動脈，側鼻動脈經鼻背與對側同名動脈相吻合，供應鼻下部的組織。

面動脈終支向上成為內眥動脈，內眥動脈與鼻背動脈在側鼻部相吻合，位置表淺。面動脈的另一支為上唇動脈，上唇動脈的分支供應鼻孔及鼻小柱的基部，其中恒定的鼻小柱分支在人中的外側向上進入鼻小柱，成為鼻小柱動脈，在鼻尖處成為終支，並與對側的終支相吻合。

鼻小柱動脈常呈分叉狀，做鼻小柱橫行切口時將被切斷。篩前動脈外鼻支的分支在鼻翼處與口角動脈分支伴行，共同供應鼻尖組織。

2. 靜　脈

靜脈回流一部分經內眥靜脈到眼靜脈，再由眼靜脈至海綿竇；另一部分回流至翼靜脈叢，最後也回流至海綿竇。

三、神　經

感覺神經來自三叉神經的分支眼神經及上頜神經。眼神經的分支有滑車上、下神經和篩前神經分支外（側）鼻神經，它們分出的細分支支配鼻部皮膚感覺。

鼻根部、鼻縫點及鼻側方上部的皮膚，由眼神經分支滑車上、下神經發出的纖細分支所支配。篩前神經分支外（側）鼻神經支配鼻背下部包括鼻尖表面皮膚的感覺。

鼻下半部側方的軟組織感覺則來自上頜神經的眶下神經分支，同時還有分支至鼻小柱及鼻前庭的外側方。分佈至鼻腔側壁、頂部、底部和後部的感覺神經，皆來自三叉神經的上頜神經分支。鼻中隔的淺上部有淺篩神經分佈，其中後部有嗅神經分佈。外鼻的肌肉受面神經支配。

四、骨

外鼻骨架分為上部和下部。上部有上頜骨額突、額突鼻部及鼻骨構成的骨性支架。兩塊鼻骨左右對稱，在顏面中線互相對合，其兩側緣與同側的上頜骨額突相接；鼻骨的上緣堅厚呈鋸齒狀，與額骨相連，手術時不能鑿開；下緣銳薄，呈切跡狀，與鼻側軟骨相連，遭受打擊時易骨折。

鼻骨在中線部分與鼻中隔的篩骨垂直板相連。骨架的下部為軟骨部分，即外鼻的軟骨性支架，軟骨性支架的上部為鼻側軟骨，鼻側軟骨上端緊接鼻骨，下端與鼻翼軟骨

相連，兩側固定於上頜骨。

鼻翼軟骨為軟骨部的下部，分為內側腳和外側腳。外側腳緊接鼻側軟骨的下端，形成鼻孔。內側腳藏於皮下，兩個內側腳相結合形成鼻中隔的上部。鼻側軟骨及鼻翼軟骨的中央和後面為鼻中隔軟骨。

第五節　外耳的結構

外耳包括耳廓和外耳道。

一、耳　廓

位於頭部兩側，凸面向後，凹面朝向前外。耳廓的上方大彈性軟骨為支架，外覆皮膚，皮下組織很少，但血管神經豐富；下方的小部內無軟骨僅含結締組織和脂肪，名為耳垂，是臨床常用的採血部位。

二、外耳道

是自外耳門至鼓膜的管道，成人長 2.0～2.5 公分。其外 1/3 為軟骨部，是耳廓軟骨的延續；內 2/3 為骨部，是為顳骨所成。兩部交界處較狹窄。外耳道是一彎曲的管道，從外向內，其方向是先向前上，次稍向後，然後復向前下。外耳道軟骨都有可動性，做外耳道檢查時，向後上方牽拉耳廓，即可拉直外耳道，觀察鼓膜。

嬰兒外耳道骨部和軟骨部發育未完全，故外耳道短而

狹窄，其鼓膜的位置較近水平，故檢查鼓膜時，需將耳廓向後下方牽拉。

　　外耳道的皮膚較薄，皮下組織稀少，與軟骨膜和骨膜附著甚緊，故炎性腫脹時常疼痛劇烈。外耳道的皮膚除含有毛囊、皮脂腺外，還含有耵聹腺，能分泌耵聹，乾燥後成痂塊，可因下頜關節的運動而向外脫落。如凝結成塊阻塞外耳道，則稱耵聹栓塞，妨礙聽力。

第五章

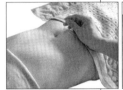 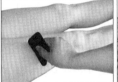 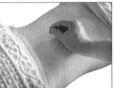 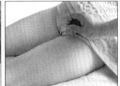

針灸保健
美容操作

第一節　保濕潤膚

一、概　述

保濕潤膚是指對皮膚的滋潤和美化，保護皮膚使之不乾裂或改善乾燥的狀況，增加皮膚的美感。

人體中約 60% 是水分，而在人體細胞組織中，水分占了 40%，年齡的增長會令肌膚細胞中的水分流失，緊隨其後的就是肌膚乾燥、鬆弛和黯沉等老化現象。

皮膚乾燥原因是身體基本元素，如陰、陽、氣、血相對不足，導致身體虛弱、抵抗力降低和再生修復力的匱乏。人體經絡到達頭面部，會因為氣、血的推動力減弱而出現問題。面部皮膚乾燥嚴重的會患「乾性脂溢性皮炎」，具體表現是面部起紅斑，並伴隨皮膚脫皮現象（重點在口、鼻四周），十分刺癢難受。

正常的皮膚下有皮脂腺，皮脂腺分泌皮脂對皮膚有保護作用。氣候乾燥，皮膚的皮脂分泌減少，再加上日常護理不當（如頻繁的洗澡和大力揉搓）也會使皮脂大量流失。乾燥症狀主要集中在小腿伸側，不斷地抓撓皮膚，小腿伸側易出現抓痕和結痂，皮膚疼痛，且不易癒合。

二、取　穴

天牖、印堂、陽白、四白、太白、復溜、養老、合谷

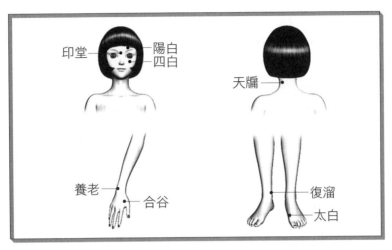

圖 5-1

（圖 5-1）。

三、操作方法

　　天牖、復溜、養老、合谷均可用 28 號 1.5 寸毫針刺入 0.8 寸左右，養老還可以斜向外關刺入近 1.5 寸，印堂以 30 號 2 寸長毫針直上或向兩額角做傘面透刺，得氣留針 30 分鐘。陽白、四白均用 30～34 號，1～1.5 寸毫針，以 30 度角輕快地刺入皮膚淺層，然後將針柄沿皮緩緩推入。

　　陽白穴先向上星方向透入 1 寸，得氣行針 30 秒後，提針至皮下，再向印堂方向透入，得氣留針。

　　四白向上或向眼角透至目眶，酸脹為度。

　　太白以艾條懸灸為宜，亦可以溫針灸。灸時，坐床上，兩足底相對併攏，懸灸 30 分鐘，以溫熱而不灼人為度。

四、其他療法

1. 潤膚三角灸方

取三角灸穴，以臍眼為上角點，以繩量取兩口角間長度，以腹中線為對稱軸做等邊三角形，所得三點即是（圖5-2）。在三個角位點上各燒置棗核大艾炷3壯，以皮膚紅熱而不起泡為度。每週1～2次，四季之始各灸1個月。

若體質虛弱，腰部酸痛，面灰暗泛黑色，加灸十七椎下5～7壯。

三角灸穴是任脈與足少陰、足太陰、足陽明等經脈會聚之處，施以灸罐等可以溫元陽，理中、下二焦，鼓動陽明胃多氣多血之經脈，上行顏面，潤面華顏。

2. 耳穴壓籽法

選取耳穴肺、風谿、耳尖、腎上腺（圖5-3）。每次貼一側耳穴，2～3天換帖另一側，兩耳交替，療程與針灸同步。

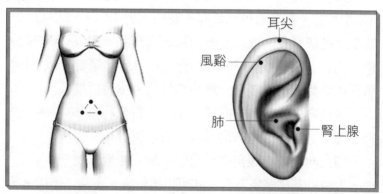

圖 5-2　　　　　　　　　　圖 5-3

3. 按摩方法

蜂蜜中加入一定比例的有活血化瘀、通經活絡、祛風潤燥、解毒除濕等作用的中藥，如白芷、當歸、金銀花，進行面部按摩，可以改善局部血液循環及營養狀況，增強皮膚的防禦能力及新陳代謝，增加表皮細胞的活力，預防和治療各種色素斑、皮膚過敏，能夠保護皮膚水分，增強皮膚彈性。

五、日常保健

1. 氣功美容法

晚上臨睡前或早上起床前，盤腿打坐或端坐凳上。意守丹田，靜坐 5～10 分鐘。待丹田及全身發熱後，輕輕有節奏地叩齒 81 下，舌在口腔內上下左右攪動數次，鼓漱 9 次，緩緩將津液分 3 口咽下。隨後再攪、再鼓，使津液滿口，勿咽，蓄於口中。

接著行塗津之法：先將雙手摩熱，按貼於面部，再將雙手中指尖緊貼鼻翼兩側，徐徐上至印堂（眉中），直至天庭（髮際），同時伴以吸氣，接著呼氣，輕輕地從面頰兩側撫下。一推一撫，一吸一呼，呼吸深長，動作柔和，推撫 9 次。再將口中津液唾下手心，迅速塗於臉上，輕輕抹勻。再端坐意守丹田。雙手按放於膝，全身放鬆，於呼氣時意想一片甘露慢慢從頭面下，灑滿面部。此時似覺面部如針紮般麻、疼、癢、熱。滿面紅光、耀然生輝、青春華茂。

如此幾分鐘後，再浴面時，已感面部光滑、細膩非

常，再摩手浴面，塗津抹面，意守。待3口塗完之後，再意守丹田5～10分鐘。

　　之後，再行浴面、浴鼻、浴眼、浴眉、浴髮、鳴天鼓。收功時，以雙手環繞帶脈環摩9遍，雙掌相貼，按揉腹部（丹田），逆時針、順時針各36圈。輕輕放鬆腿部及全身，即可睡覺或起床。

　　此法對面部各種皮膚病亦有一定療效（林雅谷·中華氣功大全·南京：南京大學出版社，1993）。

2. 潤肌瑜伽功

　　跪坐於床上，然後身體前傾以額和雙掌呈三角形撐在床上。隨著呼氣，左腿慢慢伸向後上方，儘量伸直和抬高左腳，足尖繃直，保持此姿勢約10秒鐘，自然呼吸。

　　然後隨著吸氣，慢慢放下左腳，回復三角撐的姿勢，自然呼吸約10秒鐘。再換右腳練習。左右腳分別作3次。做此功時意念放在下腹部，腰腹部用力即保持平衡，腰不要折彎。此勢有潤肌美膚作用。

　　仰臥於床上，兩膝彎曲，手掌上提摩擦熱後置於臍下小腹處。然後腰背用力向上挺起，同時吸氣，使身體呈反弓的姿勢。用頭頂和腳來支撐身體。最後腰部放鬆，使身體自然落下，同時呼氣。反覆做7次。意念放在小腹部。做完後仰臥於床上休息幾分鐘再起來。此勢可促進皮膚血液循環，紅潤肌膚（杜傑慧·養顏與減肥自然療法·北京：中國醫藥科技出版社，1992）。

第二節　美白護膚

一、概　述

　　美白護膚是指改善面部肌膚不正常的質地和色澤，如粗糙、晦暗、萎黃等。皮膚黯淡的原因有多種：遺傳因素、年齡、色素、紫外線等各種外界因素的侵害。如果平時不注意皮膚的保養與呵護，皮膚就很容易出現膚色不勻、色素沉積、色斑增多等現象。

　　所謂「斑」是指產生於皮膚表面、形狀不規則，沒有隆起卻有顏色的發疹現象，屬色素障礙性皮膚問題。斑點生成的原因有：

1. 雌激素水準失衡

　　女人最常見的是黃褐斑，斑點生成與女性機體本身的疾病和腺體有關，如卵巢、乳腺、腦垂體等關係密切，因為這些器官都分泌雌激素，一旦這些器官發生病變，體內激素就會失去平衡，表現在臉上就是長出色斑。多見於長期服用避孕藥，患有盆腔炎、子宮肌瘤等疾病的婦女。

2. 護膚品使用問題

　　有些人長期使用含鉛、汞等金屬成分多或者是添加香料的護膚品，這些化學成分具有吸光的作用，很容易引起皮膚的黑色團。

3. 過度化學脫皮

　　有些人為了美白，通常做一些化學脫皮，讓皮膚的表

皮角質層脫離，做得太頻繁，皮膚對光就越敏感，變得乾燥，太陽曬一曬馬上就會起紅疹，出現色素沉著反而比原來更加嚴重。

二、取 穴

百會、印堂、承漿、陽白、太陽、四白、巨髎、顴髎、大迎、下關、頭維、合谷。（圖5-4）

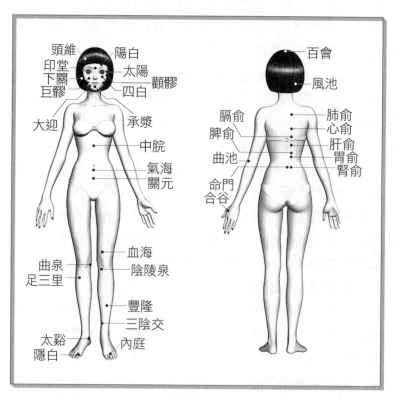

圖5-4

三、操作方法

主穴選用 32～34 號 0.5 寸毫針，常規針刺，行平補平瀉法。每日或隔日 1 次，10 次為一個療程，療程間隔 5～7 天。皮膚乾燥粗糙，毛孔粗大（屬血虛風燥）者配風池、曲池、隔俞、肝俞、血海、三陰交；皮膚油膩污穢（屬濕熱上蘊）者配肺俞、脾俞、中脘、豐隆、內庭；面色蒼白無華（屬氣血兩虛）者配心俞、肺俞、氣海、足三里、三陰交；面色萎黃（屬脾氣不足）者配脾俞、胃俞、陰陵泉、足三里、隱白；面色黧黑（屬腎虛）者配腎俞、命門、關元、曲泉、太谿。選用 30～32 號毫針，常規針刺，虛則補之，實則瀉之。虛象明顯，背俞穴可加灸。

四、其他療法

1. 水針療法

用複方丹參注射液注射隔俞、肝俞共二對穴位，每穴快速注射藥液 1 毫升，隔天 1 次，10 次為 1 療程。

2. 火針療法

粗針燒紅點刺雀斑中心，病者略感疼痛，點刺後皮膚發紅微腫，兩天後變黑，1 週後結痂脫落，兩週後恢復常色。

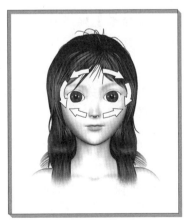

圖 5-5

3. 抹　面

用雙手大魚際（掌面拇指下）按以下順序抹面：額中至太陽；鼻翼至耳前；額角至頰車，並在太陽、耳前、頰車部位一緊一鬆，輕輕對壓（圖 5－5）。按摩時應配用按摩霜。

五、臨床應用

（1）彭春蘭採用耳穴貼壓治療黃褐斑 100 例。

【取穴】選取雙側耳穴：心、肺（上、下）、交感、皮質下、內分泌、過敏點。

【配穴】月經不調配子宮、附件、腹；神經衰弱配神門、脾；慢性肝膽病配肝炎區、胰、膽、脾（圖 5-6）。

【操作】用王不留行籽固定，2～3 天貼換 1 次，5 次為 1 療程，連續 2～3 個療程，治療期間每天按壓耳穴 3～4 次，每天 10 分鐘。

【結果】痊癒 67 例，顯效 15 例，好轉 7 例，有效率 93%（彭春蘭·耳穴貼壓治療黃褐斑 100 例臨床觀察·中國針灸，1992，12（4）：15～16）。

（2）李英治療 54 例黃褐斑患者，首先經穴按摩，揉按印堂、攢竹、四白、頰車等，每穴順時針按 15 圈，再逆時針按 15 圈，然後用食指、中指指腹按攢竹、鼻根、四白、太陽、頰車、地倉、迎香、下關、耳前（圖 5-7），每月 10 圈，邊按邊移動。

再將白芷、當歸、丹參、川芎、赤芍、牡丹皮、梔子、珍珠粉製成中藥噴霧液，置於美容器噴霧處，向面部

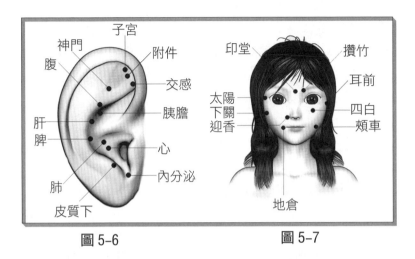

圖 5-6　　　　　　　　　　　圖 5-7

噴 10～15 分鐘，每週 2 次，1 個月為 1 療程。總有效率
97%（李英・經穴按摩配合「消斑散」治療黃褐斑 54 例臨
床觀察・針灸臨床雜誌，1997，13（6）：25）

第三節　祛皺駐顏

一、概　述

　　祛皺駐顏是指由保健和養護、推遲衰老，使額面肌膚
保持紅潤、細膩、光滑、富有彈性，體現自然的健美。隨
著歲月的流逝、年齡的增長，臉部會出現輕重不同的皺
紋，而顯現衰老的跡象。皺紋出現的早晚均因人而異，而
且和皮膚的保養、生活條件、氣候等因素有關。

　　一般來說，20 歲左右額部可能出淺小皺紋，30 歲左右

額部皺紋加深增多，外眼角出現魚尾紋，上下瞼皮出現不同程度的皺紋，40 歲則出現眼袋，鼻唇溝加深，口角出現細小皺紋，50 歲則眼袋加深並出現下瞼紋，上下唇也出現皺紋，到 60 歲則皮膚彈性下降顏面皺紋加深。

二、取　穴

皺紋局部、百會、承漿、合谷、足三里（圖 5-8）。

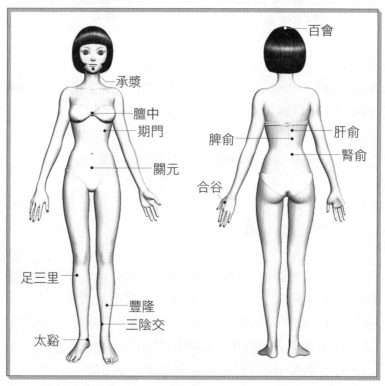

圖 5-8

三、操作方法

選取面部每一條皺紋的最深處或最寬處，常規消毒後，選用 32～34 號 0.5 寸毫針，平刺進針，皺紋較深或皮膚特別鬆弛者用舒張進針法，針身與皺紋平行。

其他穴位選用 30～32 號 1～3 寸毫針，常規刺法，留針 30～60 分鐘。背俞穴可加用灸法。20 次為 1 療程，第 1 個療程每日或隔日 1 次，第 2 個療程每週 2 次，第 3 個療程每週 1 次。脾胃功能虛弱、消化不良配脾俞、胃俞；腎氣不足、面色黑黃配關元、腎俞、太谿；肝腎陰虛、經常失眠、盜汗配肝俞、腎俞、三陰交；肝氣鬱結、情志不暢、易怒配膻中、期門、太衝。

四、其他療法

1. 耳穴貼壓療法

常用穴位：神門、心、內分泌、腎、皮質下、肝、脾、額、面頰等（圖 5-9）。根據皺紋部位及全身症狀，每次選穴 6～8 個，每次貼一側耳穴，2～3 天換帖另一側，兩耳交替，療程與針灸同步。

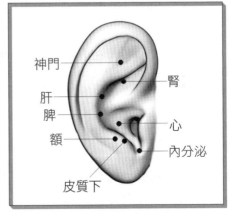

圖 5-9

2. 拔罐療法

先用三稜針點刺足三里、上巨虛、太衝。然後走罐：足三里至豐隆。拔罐：合谷、太衝。均用最小的火罐，每次令皮膚出現紅色瘀斑為度，每月 1 次。

五、臨床應用

唐氏取用面部穴位：太陽、印堂、陽白、承泣、迎香、頰車、地倉、承漿。清潔面部，局部穴位消毒後，用輕捻手法迅速將小面針淺刺穴位皮下，針身倒臥，留針 10～15 分鐘，其間輕彈針柄 2～3 次，然後起針，上述穴位可酌情增減，每 10 日 1 次。

觀察發現，經小面針美容後，面部皮膚有明顯繃緊感，皮膚彈性增強，面色光滑紅潤，先後對 28 例敏感性皮膚進行了 3 個月小面針美容，發現治療其面部皮膚抗過敏性有不同程度提高（唐寒松・運用小面針關容的體會・中國針灸，1997，4（12）：730）。

第四節　烏髮潤髮

一、概　述

烏髮潤髮，指改善鬚髮黃、白的狀況。白髮分先天性白髮和後天性白髮兩大類。

所謂先天性白髮，指出生後頭上就已經存在數根或數

片白髮，這種人常有家庭遺傳史，目前治療亦尚有困難，如「斑駁病」。所謂後天性白髮、包括範圍也很廣泛，常見的有少年白髮、中年白髮、老年白髮和少數人在很短的時間內頭髮大量變白。壯年及老年性白髮屬生理衰老現象，本節主要討論的是青少年白髮。

引起鬚髮早白的原因很多，常見的有以下幾種：血熱偏盛型，情志煩勞型，精虛血弱型。

二、取 穴

風池、百會、太陽、四神聰、頭維、率谷（圖5-10）。

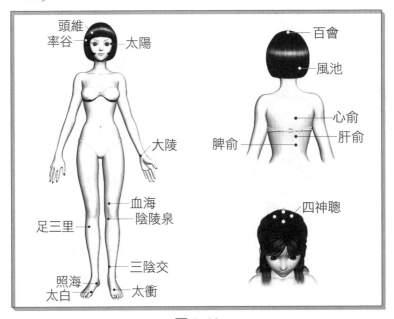

圖 5-10

三、操作方法

頭部穴位均平刺 0.8～1 寸,四神聰從前後左右針刺向百會。留針 20 分鐘。隔日一次,10 次為 1 個療程。

血熱偏盛證,常用血海、太衝、大陵、陽陵泉、足三里等,每次取 3～4 穴,採用瀉法;情緒不好、身體虛勞,常用心俞、脾俞、肺俞、足三里、太白、三陰交等,每次選 3～4 穴,用平補平瀉法;精虛血弱者,常用肝俞、腎俞、太谿、曲泉、三陰交、足三里、照海等穴。每次選 3～4 穴,用補法。

四、其他療法

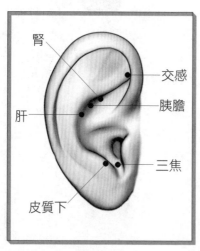

圖 5-11

1. 拔罐療法

先將腎俞、湧泉常規消毒,然後三棱針點刺拔罐,留罐 10～20 分鐘,令皮膚稍微出血。每月 1 次即可。

2. 注射療法

對於少年白髮可試用大劑量維生素 B_6、維生素 B_{12},每日 60～120 毫升。

3. 耳穴療法

耳針取皮質下、垂體、肝、膽、腎、脾、三焦、交

感、迷走等（圖 5–11）。可採用壓籽法或用 28～30 號毫針行中等強度刺激。

五、臨床應用

（1）青少年和中年人鬚髮早白常見的原因有精神創傷、過度恐慌、癲瘓、神經痛及神經外傷等；長期慢性消耗性疾病如傷寒、結核等；或患有腦垂體機能降低及甲狀腺機能異常之類內分泌障礙的全身性疾病以及食物中缺乏蛋白質、維生素、金屬元素等；高度營養不良亦是頭髮早白的原因。（王海棠・中醫美容學・北京：中國中醫藥出版社，1997）

（2）白髮患者宜常食以下食物：動物肝臟、黑芝麻、核桃、黑米、黑木耳、桑椹子、大棗，番茄等。（王海棠・中醫美容學・北京：中國中醫藥出版社，1997）

第五節　掉髮過多

一、概　述

掉髮過多在中青年較常出現，其中脂溢性脫髮以中青年男性多見。脫髮先從前額髮際兩側或頭頂開始，毛髮纖細、柔軟、變短，逐漸脫落，最終頭頂部毛髮大部或全部脫落，前額變寬，但枕後及雙側頭部毛髮依存。脫髮區頭皮光亮，剩餘毛髮或油膩或乾枯。

西醫認為遺傳是公認的發病因素，雄激素水準偏高以及與種族有一定關係。

　　中醫認為脫髮的原因有：思慮、操勞過度，勞傷血餘，髮失所養；嗜肥甘厚膩，濕熱上蒸額頂；或稟賦不足，肝腎精血虧虛，毛髮失養。臨床有血熱風燥型、脾胃濕熱型、肝腎不足型。

二、取　穴

　　生髮穴（風池、風府連線中點）、頭維、四神聰、百

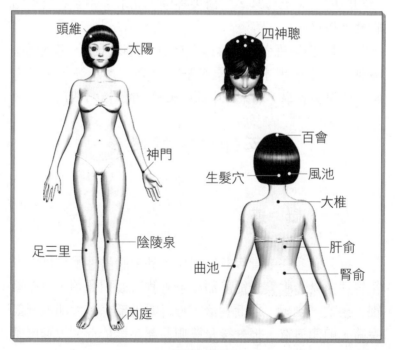

圖 5-12

會、脫髮局部（圖 5-12）。

三、操作方法

　　選用 30～34 號毫針，頭維、四神聰、百會穴平刺，捻轉補法。生髮穴直刺 0.5～1 寸，平補平瀉。脫髮局部梅花針輕度叩刺，以局部皮膚潮紅為度。

　　血熱風燥型加刺風池、曲池、大椎，針用瀉法；脾胃濕熱型加刺足三里、內庭、陰陵泉，針用瀉法；肝腎不足型加刺內關、神門、肝俞、腎俞，針用補法。

四、其他療法

1. 耳　針

　　神門、風谿、心、肝、內分泌、交感（圖 5-13）。也可用貼壓法。

2. 按　摩

　　頭部按摩，上肢心經，下肢腎經、肝經。

3. 溫通法治療斑禿

　　先持三頭火針針柄，在酒精燈旁燒紅消毒，散刺經過消毒的斑禿部位，深度為 0.5 公分，用單頭火針刺肝俞、腎俞，隔日 1 次，7 日為 1 個療程，

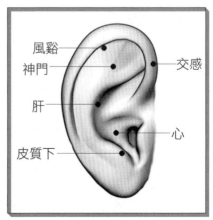

圖 5-13

間隔 3 天再行下 1 療程。

五、臨床應用

（1）楊偉群選用頭穴：風池（雙）、頭維（雙）、上星、百會及在脫髮區四周 1 公分進針，頭針不提插，體針選用三陰交、血海，針刺得氣後用 6805—1 型電針儀，選用斷續波，每次 30 分鐘，然後頭部督脈、足三陽經，從頂部～前額梅花針叩刺，每日 1 次，10 天為 1 個療程。共治療 12 例，10 例痊癒，2 例顯效（楊偉群・針刺配合梅花針治療脂滋性脫髮 12 例療效觀察・針灸臨床雜誌，1997，13（12）：11）。

（2）冷延芳取雙側肺俞、曲池、主病灶局部 1～3 處，用 5 號針頭抽取生髮合劑 6 毫升，（生髮合劑：複方丹參注射液、維生素 B_{12} 注射液混合液），斜刺或直刺 0.8～1.5 公分，每穴 0.8～1.0 毫升，3 日 1 次，10 次為 1 個療程，每日以生薑切片外擦，共治療 80 例斑禿患者，痊癒 53 例，顯效 12 例，有效 10 例，無效 5 例（冷延芳・穴位注射生髮合劑治療斑禿 80 例・上海針灸雜誌，1998，18（3）：186）。

（3）閻世燮用頭針治療脫髮 108 例，其中斑禿 70 例，脂溢性脫髮 38 例。均針防老穴（百會後 1 寸）針尖斜向前方穿皮刺，針柄頭部與患者頭皮平，進針 1 分和健腦穴（風池下 5 分，針尖斜向下方進針 2 分）。兩鬢脫髮加頭維；頭皮疹癢加大椎；油脂分泌增多加上星。每次留針 15～30 分鐘，每日或隔日 1 次，10 次為 1 個療程。6～20

個療程後，痊癒 87 例，好轉 21 例（閻世變・「頭針」治療脫髮 108 例臨床報導・中國針灸，1988，8（4）：13）

第六節　祛除黑眼圈

一、概　述

黑眼圈是因眼睛周圍皮膚裏的毛細血管的血液流動受到阻礙，以及皮下有黑色素沉澱而形成的。年紀越大的人，眼睛周圍的皮下脂肪變得愈薄，所以黑眼圈就更明顯。

黑眼圈的形成或由於先天因素，或由於貧血使面色蒼白，久病體虛或大病初癒，眼部皮下組織薄弱，皮膚易發生色素沉著，容易顯露在上下眼皮，出現黑眼圈。另外，過度疲勞，睡眠不足，抽菸刺激或生活不規律時都會出現黑眼圈。

青黑色眼圈通常發生在 20 歲左右，尤其以生活作息不正常的人居多，因為其微血管內血液流速緩慢，血液量增多而氧氣消耗量提高，缺氧血紅素大增的結果，從外表看來，皮膚就出現暗藍色。

茶黑色眼圈的成因則和年齡增長息息相關，長期日曬造成眼周出現色素沉澱，久而久之就會形成揮之不去的黑眼圈。另外，血液滯留造成的黑色素代謝遲緩，還有肌膚過度乾燥，也都會導致茶色黑眼圈的形成。

二、取　穴

陽白、魚腰、太陽、印堂、睛明、瞳子髎、承泣、四白、絲竹空（圖 5–14）。

三、操作方法

選用 32～34 號 0.5 寸毫針，陽白平透魚腰，承泣平刺

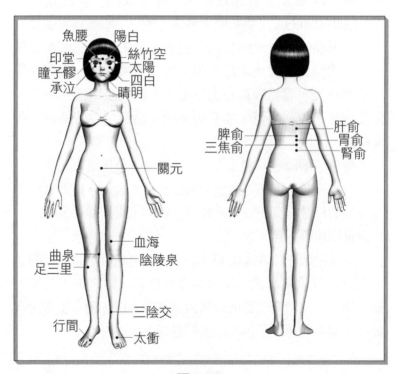

圖 5–14

進針，針身與瞼緣平行，針尖向內或向外，每次交替改變，其他穴位常規針刺。留針 30 分鐘，出針時面部穴位多按壓針孔。本法隔日 1 次，20 次為 1 個療程，療程間隔 10 天左右。

脾氣不足配脾俞、胃俞、足三里、陰陵泉、三陰交；腎虛水泛配腎俞、三焦俞、關元、曲泉、三陰交、太谿；肝腎不足型加取肝俞、腎俞、三陰交、太谿、湧泉、太衝、行間；瘀血內停型加取肝俞、脾俞、血海、三陰交、太衝。

四、其他療法

(一)內治法

1. 藥物治療

肝腎不足用六味地黃丸加減：熟地 12 克，山茱萸 10 克，山藥 12 克，茯苓 9 克，丹皮 6 克，澤瀉 6 克，丹參 12 克，旱蓮草 12 克，女貞子 12 克。

脾虛濕熱用二陳湯加減：陳皮 9 克，半夏 9 克，茯苓 12 克，白朮 12 克，黨參 12 克，防己 12 克，炙甘草 4 克。

瘀血內停用血府逐瘀湯加減：生地 12 克，桃仁 9 克，紅花 9 克，枳殼 9 克，益母草 12 克，當歸 9 克，麥門冬 12 克。

2. 食　療

薏米枸杞粥：薏苡仁 20 克，枸杞子 10 克，共煮 30 分鐘後，服用。

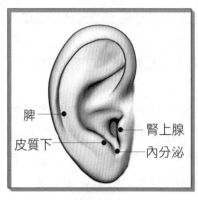

脾
皮質下
腎上腺
內分泌

圖 5-15

(二) 外治法

1. 藥物治療

當歸 15g，山藥 15g，丹參 10g，水煎，先薰洗後熱敷眼瞼局部。

2. 耳針療法

腎上腺、皮質下、脾、內分泌（圖 5-15），可貼壓。

3. 按　摩

加強眼周（睛明、瞳子髎、承泣、四白、印堂、陽白、攢竹、魚腰、絲竹空）以及面部的胃經按摩，循經選腎經、脾經按摩（丁慧・中醫美目方法簡述・中國美容醫學，2004，13（3）：289～290）。

五、日常保健

1. 茶葉敷眼

將喝剩的袋茶（未完全冷卻時）拿出來，輕蓋雙眼上，同時按摩攢竹穴、睛明穴 3～5 分鐘即可，具有明目、消腫功效。

2. 熱雞蛋按摩

雞蛋煮熟後去殼，用毛巾包裹住，合上雙眼用雞蛋按摩眼部四周，可加快血液循環。

3. 馬鈴薯片敷眼

馬鈴薯（長芽的不可使用）去皮洗淨，切成約 2 公分

的厚片，外敷眼部 5 分鐘後，用清水洗淨。

4. 蘋果片敷眼

蘋果洗淨切片，敷上眼 15 分鐘後，用清水洗淨。蘋果含汁量越高越好。

第七節　豐　胸

一、概　述

豐胸是指豐滿婦女的乳房，增加胸部肌肉的健美。乳房是成熟女子的第二性徵，豐滿的胸部是構成女性曲線美的重要部分。女性的乳房以豐盈有彈性、兩側對稱、大小適中為健美。中國醫學認為，乳頭屬足厥陰肝經，乳房屬足陽明胃經，肝主氣機疏瀉，胃主運化水穀精微，所以乳房的發育、豐滿與人的情志是否舒暢、氣血運行是否通達有密切關係。

此外，女性乳房的發育和豐滿還與腎的精氣有關，當女子「腎氣盛，天癸至」的時候，乳房也開始隆起，因此，乳房的美容保健重在肝腎脾胃等臟腑經絡。

二、取　穴

【主穴】乳四穴（在以乳頭為中心的垂直和水平線上，分別距乳頭 2 寸，也就是上、下、左、右分別距乳頭量 3 橫指的距離）。

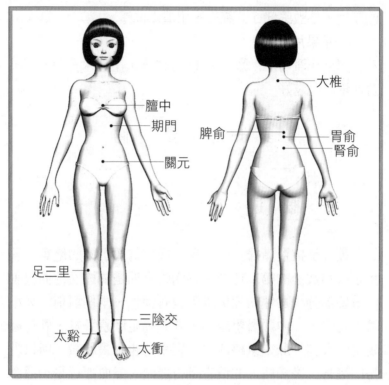

圖 5-16

【配穴】足三里、三陰交、太衝、大椎（圖 5-16）。

三、操作方法

　　穴位常規消毒後，主穴選用 28～30 號 1 寸毫針，常規針刺，行平補平瀉法。每日或隔日 1 次，10 次為 1 個療程，療程間隔 5～7 天。配穴穴位選用 30～32 號 1～3 寸毫針，常規刺法，留針 30～60 分鐘。

脾胃虛弱、消化不暢，配脾俞、胃俞；腎氣不足、頭暈者，配關元、腎俞、太谿穴；肝腎陰虛配肝俞、腎俞、三陰交；肝氣鬱結配膻中、期門、太衝。虛證較甚者，可在背俞穴加用灸法。

四、其他療法

1. 刮痧療法

　　患者取仰臥位，先在刮拭部位均勻塗抹刮拭介質，然後由外向內刮乳四穴，在刮拭下肢足三里、三陰交和太衝穴（圖 5-17），以局部皮膚呈現紅色斑點為度。在刮拭乳四穴時手法應稍輕。

2. 灸　法

　　在乳四穴、乳根穴（圖 5-18）上施溫和灸或雀啄灸法，每穴灸 15 分鐘，局部潮紅為度，每日 1 次，10 次為 1 個療程。

3. 推拿療法

　　（1）按壓大椎穴：先點按大椎穴數次，然後兩手中

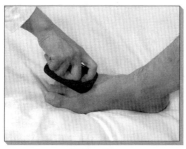

圖 5-17

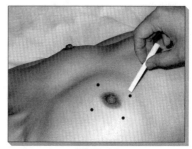

圖 5-18

指、無名指、小指併攏，按壓大椎穴兩側，被按者頭略向後仰，操作 20 次（圖 5-19）。

（2）直推乳房：先用右手掌面在左側乳房上方著力，均勻柔和地向下垂直推至乳房根部，再向上沿原路線推回，反覆推 20～50 次，再換右手按摩左側乳房（圖 5-20）。

（3）側推乳房：左手掌根和掌面自胸正中著力，橫向推按右側乳房至腋下，返回時五指指面連同乳房組織回帶，反覆推 20～50 次，再換右手按摩左側乳房（圖 5-21）。

（4）撫推乳房：右手托扶右側乳房的底部，左手放在右乳房上部與右手相對，兩手相向向乳頭推摩 20～50 次，

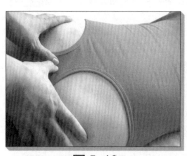

圖 5-19

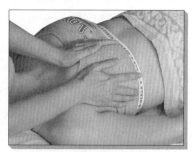

圖 5-20

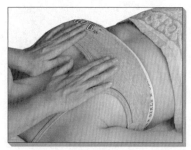

圖 5-21

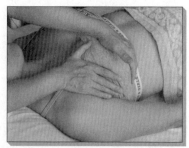

圖 5-22

然後左右交替。若乳頭凹陷，可在按摩同時用手指將乳頭向外牽拉數次（圖5-22）。

五、日常保健

（1）在豐胸的同時要注意營養。因為乳房有大量脂肪組織布於其疏鬆的纖維結構中，是一種充滿脂肪的器官，所以要健胸，第一步就是補充營養，最好的方法就是每天吃五穀雜糧的飲食，一天一杯牛奶。

（2）乳房是女性象徵，因此要使自己充滿女人味，千萬要注意血液循環是否正常。注意自己的月經週期是否正常、月經流血量是否過多或過少、月經血色是否偏黑或偏淡，若有這些問題，請儘快去請教醫生，讓專家幫您調養體質。

第八節 全身減肥

一、概 述

人體的身高和體重之間有一定的比例。正常成人身高與體重的關係為：體重（公斤）＝身長（公分）-105（女性 -100）。當人體脂肪過度堆積，體重超過標準體重 20% 以上者，就稱為肥胖症。但必須區分由於水液瀦留或肌肉發達等蛋白質增多所致的體重增高。

肥胖可分為單純性和繼發性兩種。單純性肥胖是指不

伴有顯著的神經、內分泌形態及功能變化，但可伴有代謝調節過程障礙，這一類肥胖在臨床上最為常見。而繼發性肥胖是指由於神經、內分泌及代謝疾病，或遺傳、藥物等因素引起的肥胖。繼發性肥胖以庫欣綜合徵為最多。針灸減肥主要是針對單純性肥胖而言的。

本病的發病年齡多在 40～50 歲之間，以女性為多。因體重過重，稍事活動便覺疲乏無力、氣促，少動嗜睡。肥胖症還可誘發動脈硬化、冠心病、糖尿病、膽石症、脂肪肝等，對健康和長壽常會帶來嚴重影響。

中醫認為，本病是由於過食肥甘厚味或因脾腎陽虛、痰濕不化，水濕內停積於肌膚所致，或由於中老年以後，腎氣漸衰，五臟六腑功能減退，水穀精微不能正常輸布而蓄積，從而引起肥胖，故有「瘦人多火，肥人多痰濕、多氣虛」之說。

現代醫學認為，單純性肥胖有兩大基本原因，即攝入多，消耗少。攝入大於消耗，過剩的能量以脂肪的形式貯存起來，導致肥胖。另外，肥胖還與遺傳因素和年齡、性別有關。

單純性肥胖者脂肪分佈均勻，無內分泌、代謝性疾病。輕度肥胖常無明顯症狀；中度肥胖可有疲乏無力，呼吸短促，行動遲緩，多汗畏熱，易於疲勞，心悸，頭暈，腹脹，下肢浮腫等症狀；重度肥胖因肺泡換氣不足，出現缺氧及二氧化碳瀦留，引起胸悶氣促，嗜睡狀態，嚴重者可導致心肺功能衰竭。

二、取 穴

【主穴】中脘、氣海、曲池、天樞、陰陵泉、豐隆、太衝、大橫、梁丘穴。

【配穴】胃火亢盛者加合谷、內庭；脾虛濕盛者加三陰交、太白；腎虛加腎俞、太谿、照海；肺脾氣虛者加太淵、足三里、肺俞、脾俞（圖5-23）。

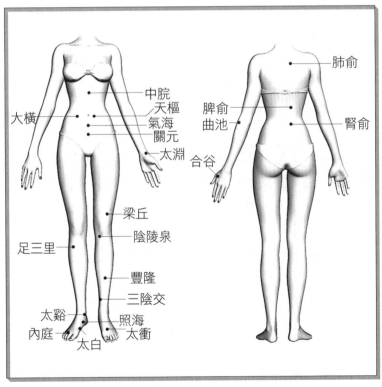

圖 5-23

三、操作方法

穴位常規消毒後，主穴採用 30 號 1.5 寸毫針，快速進針，較大幅度捻轉，出現針感後，留針 30 分鐘；配穴選用 30～32 號 1～3 寸毫針，用平補平瀉法，得氣後留針 30 分鐘，20 天為 1 個療程，療程間隔 3～5 天。

四、其他療法

1. 刮痧療法

患者取俯臥位，術者站於患者一側，首先沿背部膀胱經第一側線在刮拭部位均勻塗抹刮痧介質紅花油，然後由上向下用瀉法刮拭脾俞、胃俞、腎俞（命門），刮至皮膚出現痧痕為止。其次由上向下點揉腹部任脈經穴中脘、關元。最後在上肢、下肢刮拭部位塗抹刮拭介質紅花油，然後先刮上肢列缺穴；再刮下肢部豐隆、梁丘、足三里、三陰交穴，至皮下呈現痧痕為止（圖 5-24）。

2. 推拿療法

患者仰臥位，醫者按揉前胸、腹部、雙下肢。然後按摩曲池、陽池、中脘、足三里、太谿、關元等穴，患者再取俯臥位，醫者按揉背部、腰部、雙下肢背側，然後按壓身柱、膈俞等穴（圖 5-25）。每穴 2 分鐘，重點拿關元穴 5～10 分鐘，共 40 分鐘結束。

3. 藥物減肥丸

番瀉葉、澤瀉、茯苓、淡竹葉、夏枯草、丹參各 120

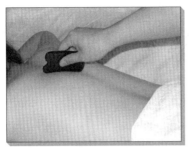

圖 5-24

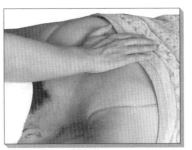

圖 5-25

克，半夏、陳皮、葶藶子各 80 克，共研細末，煉蜜為丸，約 6 克大小。每次 1 丸，每日 2 次，濃茶水送服，見汗為宜。便秘者加量，有除濕化痰、利尿通便的作用。

4. 耳穴貼壓療法（圖 5-26）

【取穴】神門、交感、內分泌、三焦。

【配穴】配穴：脾虛濕阻型配肺、脾；胃熱濕阻型配胃、結腸、小腸；肝鬱氣滯型配肝、膽；脾腎兩虛型配脾、腎；陰虛內熱型配心、腎；食慾亢進配口、外鼻、皮質下、腎、肝；便秘配結腸、直腸、肺；水腫虛胖配腎、脾、膀胱、肺；有家族史配腎、腎上腺。

【操作】主穴每次

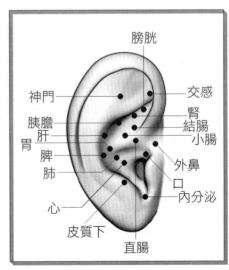

圖 5-26

必用，配穴根據伴隨症狀選用。患者端坐位，用75%酒精將耳廓消毒，將王不留行籽固定在脫敏膠布的中心，把膠布貼在耳廓皮膚上。每次取單側耳穴，2～3天換帖1次，兩耳交替。治療期間，囑患者每天按壓耳穴3～4次，每次每穴按壓1分鐘。

五、臨床應用

（1）王昱瑤等在臨床治療過程中，對120例單純性肥胖的女性患者進行了減肥治療的對照研究。在研究中，將肥胖患者分為針刺加飲食控制法加運動法加行為矯正法組（針刺組）和西布曲明加飲食控制法加運動法加行為矯正法組（西藥組）進行對比觀察研究。

針刺組50例，取1.5寸長美容針，前3天每日1次，接下來後隔日1次，每次留針30分鐘，針13次為1個療程，採用腹部10針法，合併配穴法；脾胃濕阻型針陰陵泉、豐隆、足三里、三陰交；胃腹蘊熱者可選胃俞、內庭、曲池、足三里等穴；小腸實熱者針小海、曲池、前谷、下巨虛；腸燥便結者針曲池、內庭、上巨虛、二間；肝氣鬱結型針太衝、期門、膻中、支溝、內關、三陰交。

飲食控制法採用倒梯形營養配餐法：

早餐：以魚、肌肉、牛奶、雞蛋為主，總量＜250克；

中餐：以蔬菜為主，總量＜200克；

晚餐：以黃瓜為主，其他食量＜100克。

運動法：游泳、動感單車、健美操等每日90分鐘。

行為矯正法：指肥胖者由發現和記錄自己的易導致肥胖

的不良生活習慣，從而有針對性地矯正這種不良行為並逐漸導入正確的生活習慣的一種基礎治療方法。

西藥組 50 例，西布曲明為中樞食慾抑制劑經過了安全性檢驗，並在歐洲和美國通過了驗證，於 1997 年 12 月在美國上市，西布曲明抑制去甲腎上腺素和 5- 羥色胺的再攝取，使人產生飽脹感，降低食慾減少進食。其起始計量為每日 10 毫克，早晨口服，如在前 4 週減肥＜18 千克，則劑量可增至 15 毫克／日。飲食法、運動法和行為矯正法則與針刺組相同。結果表明，針刺組與西藥組相比，總有效率明顯高於西藥組，而反彈率明顯少於西藥組（王昱瑤，富羽翔，王志國‧針刺治療單純性肥胖症的臨床觀察‧針灸臨床雜誌，2003；19（5）：22）。

（2）婁玉方等將 121 例單純性肥胖症患者分為單純針刺組（A 組）、單純飲食控制組（B 組）、單純運動組（C 組）、飲食控制＋運動組（D 組）、針刺＋飲食控制＋運動組（E 組）、空白對照組（F 組）6 組。以體重下降及腰圍減少為指標觀察針刺、控制飲食、運動在減肥中的作用。結果，E 組總有效率為 95.6%，顯效率 41.3%，明顯高於其他組，且反彈率僅為 2.2%（婁玉方，張雅珍‧針刺在減肥中作用的臨床研究[J]‧上海針灸雜誌，2001，20（2）：12～13）。

（3）鄧元江等在臨床中觀察了電針與體針療效的對比。

【電針組】取穴為膻中、中脘、天樞（雙側）、中極、伏兔（雙側）、足三里（雙側）、陰陵泉（雙側）、豐隆（雙側）。受試者取仰臥位，所取穴位常規消毒後，

以28號2寸毫針速刺入穴位，刺膻中用向下平刺，其餘穴位均直刺，深度在常規深度內，得氣後連接到兩台G6805－1型治療儀上，連接方法為膻中－中脘、天樞（單側）－中極、伏兔－足三里、陰陵泉－三陰交，採用斷續波，頻率24次／分鐘，強度以能耐受為度，刺激15～20分鐘。

【體針組】取穴為同電針組。毫針刺法與電針組相同，不連接G6805－1型治療儀，中脘、天樞、中極、伏兔用捻轉瀉法，膻中、足三里、三陰交、陰陵泉用捻轉補法，得氣後留針15～20分鐘，其間行針2～3次。

兩組受試者均每日治療1次，10次為1個療程，療程間休息3天，治療2～3個療程後評定療效。治療期間，兩組受試者均不用其他減肥方法，不改變生活習慣。

採用電針治療單純性肥胖取得較滿意的療效，且療效優於體針組（P＜0.05）。在臨床治療中發現，經電針治療的單純性肥胖者的饑餓感低於體針治療者，更明顯低於單純節食減肥者。單純節食減肥者的饑餓感一般是難以耐受的，但電針減肥者卻經得起饑餓，且臉色紅潤，精神煥發，說明電針減肥者進食量少而饑餓感並不明顯，機體抵抗力增強。同時也觀察到，隨著體重的減輕，受試者減肥前出現的疲乏無力、氣短、嗜睡、食慾亢進、容易饑餓、心悸、怕熱多汗、腰背痛、關節痛等諸多症狀逐漸減輕或消失（鄧元江，劉衛英，歐陽亮·電針、體針治療單純性肥胖的療效對比觀察·中國中醫藥資訊雜誌，2003，10（9）：71）。

（4）于澎等把肥胖組隨機選擇脾胃濕型30例，女19例，男11例，年齡18～41歲，平均24歲。消瘦組隨機選

擇脾胃虛寒型 30 例，女 17 例，男 13 例，年齡 19～40 歲，平均 23 歲。兩組患者，選穴均取足陽明胃經的髀關、殷市、足三里、太乙、天樞、大巨和足太陰脾經的大橫、陰陵泉、三陰交。用 28 號 1.5 寸毫針直刺。腹部的穴位不用電針，患者用自己的雙手放在腹部的兩側振動腹部。腿部的穴位應用電針，連接上海產 G6805–Ⅱ 型電針儀，輸出電壓 6 伏，電流強度 2.5 毫安培，連續脈衝波型，頻率 80 赫茲。每次 30 分鐘，隔日 1 次，每 10 次為 1 個療程。療效標準：

【顯效】治療 1 個療程後，消瘦者增加或肥胖者減少 BMⅠ≥1.8（相當於身高 170 公分者，體重增加或減少等於或大於 5 公斤）；

【好轉】治療 1 個療程後，消瘦者增加或肥胖者減少 BMⅠ為 1.8～0.9（相當於身高 170 公分者，體重增加或減少在 5.0～2.5 公斤）；

【無效】1 個療程後，消瘦者增加或肥胖者減少 BMⅠ＜0.9（相當於身高 170 公分者，體重增加或減少小於 2.5 公斤）。

【結果】肥胖者顯效 12 例，有效 15 例，無效 3 例；消瘦者顯效 18 例，有效 10 例，無效 2 例。可見，針刺足陽明胃經及足太陰脾經的腧穴，對於消瘦者可增加體重，有增肥作用；而對於肥胖者可減少體重，有減肥作用。經 Radit 分析，兩組療效比較差異無顯著性意義（ P＞0.05），這種雙向性的調節作用，具有使體重趨向於標準體重的特點（于澎，林喆，廣瀨誠二，等・針刺對體形增肥及減肥的雙向調節作用・中華醫學美學美容雜誌，2002，8（6）：326）。

（5）甘肅省中醫藥研究院的魏清琳，甘肅中醫學院附屬醫院的涂桂芳等用氣功配合刮痧治療單純性肥胖症160例。治療方法：

① 靜調心：採用坐式或直立位，根據患者體質狀況選擇靜心時間15～30分鐘。結束時，以右手拇指置於肚臍上，順時針方向輕揉36次。每天早晚各練習一次（要點：自然放鬆）。

② 胸腹呼吸功：一手壓在胸部，一手壓在上腔，吸氣時壓腔、挺胸；吐氣時挺腹、壓胸，每天1次，每次36遍（要點：緩慢、呼吸均勻、稍長）。

③ 龍遊功：雙手合十自頭部向下左右移動的軌跡形成三個完整相切的圓，臀部隨身體下降擺動3次，隨身體上升擺動3次，腰部呈左右擺動，雙手動作自上而下，左右各18次（要點：動作自然，雙手畫圓要準確，均勻呼吸）。

④ 刮痧選取腹部、督脈及膀胱經經穴，配以肥胖部位、足三里、梁丘、大腸俞、血海、三陰交、上下巨虛等腧穴。首先從頸風府穴至長強，沿督脈刮拭；膀胱經自上（大杼）而下（白環俞）刮拭；腹部：劍突至肚臍自上而下由輕而重刮拭，臍周則以臍為中心由輕而重向外刮拭；四肢由近端向遠端刮拭，穴位用角刮（要點：實證選用瀉法，虛證選用補法）。

氣功治療20天為一個療程，隔日接受醫生指導一次，每療程刮痧治療6～10次。治療後患者血清膽固醇、甘油三酯、低密度脂蛋白均有降低，總有效率達到96.3%（魏清琳，涂桂芳，張紅曉，等・氣功配合刮痧治療單純性肥胖症160例療效觀察・甘肅中醫，2003，16（4）：20～22）。

第九節　增肥與健美

一、概　述

增肥與健美是，指人體過於消瘦影響健康和美觀時，適度採用一系列措施使體重增加，肌肉豐滿，達到增肥與健美的效果，改善消瘦體質。

消瘦是指低於體重 20%以上，且非繼發於其他疾病的體重下降。除了體重的標準外，也可根據脂肪占體重的百分比來看，當脂肪占體重的 23%以下時，即顯得消瘦。

中醫認為消瘦可分為先天不足，以及後天營養缺乏兩大類。對於消瘦的原因，中醫認為：先天不足，素體虛弱；脾失健運，肝失疏泄，飲食營養不能化生氣血；飲食偏嗜，長期饑餓，營養攝入不足，精不化血等，皆可導致氣血虧乏不能滋潤、榮養肌膚，導致消瘦。

治療上以調理脾胃，調補肝腎為主。脾胃健運，氣血生化充足，陰陽調和，則消瘦體質可以得到改善。針灸對於人體的作用主要是調節，消瘦實際上也是人體不平衡的一種表現形式。針灸由刺激經絡腧穴，調動人體的自穩機能進行調節，使各種不平衡趨於平衡。

對於消瘦者來說，針灸可以脾實益胃，增進食慾，改善消化系統的功能狀態，治療消化系統的各種疾病，加強攝入，也可以治療或輔助治療引起消耗過度的疾病，較少消耗而達到增肥的目的。對於沒有明確疾病的消瘦者，針

灸可以強身健體，提高抗病能力，改善消瘦體質。

二、取 穴

【主穴】百會、膏肓、中脘、手三里、足三里、三陰交。

【配穴】脾胃虛弱型配脾虛、胃虛、陰陵泉、太白；腎氣不足型配腎俞、膏肓、關元、照海；氣血虧虛型配氣海、膈俞、脾俞、肝俞、血海；肝腎陰虛型配肝俞、腎俞、太谿、中封。食慾不振配上脘、梁門、公孫；脘腹脹滿配內關、膻中；便溏腹瀉配天樞、關元、上巨虛；疲乏無力配大包、氣海；失眠多夢配神門、厲兌、湧泉；月經不調或閉經配合谷、中極、子宮、地機；陽痿遺精配次髎、命門、關元、志室、大赫、太谿；面色不佳配頭維、印堂、太陽、下關、頰車、四白、巨髎、合谷。（圖5-27）

三、操作方法

主穴每次必用，配穴根據辨證分型和主要兼症選用。穴位較多時，可根據穴位分佈、遠近搭配、標本兼顧、患者體位等分為兩組，可以每次全用，也可以輪流交替使用。

根據穴位的位置，選取仰臥位或俯臥位。穴區常規消毒後，酌情選用30號或31號1～3寸毫針，面部穴位選用32～34號0.5～1寸毫針，常規刺法，合谷、中脘、厲兌、內關、膻中及面部諸穴平補平瀉，其他穴位用補法。留針30～60分鐘，每日或隔日治療1次，20～30次為1個療

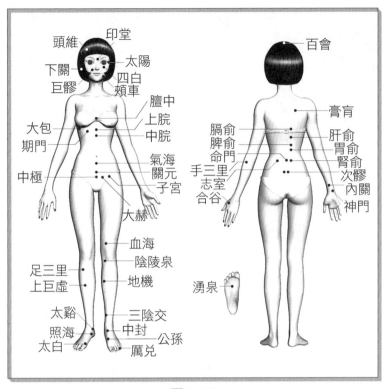

圖 5-27

程，療程間隔 7～10 天。

四、其他療法

1. 艾灸療法

【取穴】主穴為神闕、足三里。

【配穴】脾胃虛弱型配脾俞、胃俞、中脘；腎氣不足型配腎俞、大腸俞、關元、湧泉；氣血虧虛型配膈俞、脾

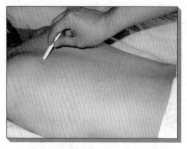

圖 5-28

俞、氣海；肝腎陰虛型配腎俞、肝俞、三陰交。

【操作】先用艾條灸盒灸背俞穴（圖 5-28），每穴灸 20～30 分鐘。再以同樣方法灸腹部穴位，同時用艾條溫和灸肢體穴位，每穴灸 5～10 分鐘。每日或隔日治療 1 次，20 次為 1 個療程，療程間隔 7～10 天。

2. 耳穴貼壓療法

【取穴】主穴為脾、交感、內分泌。

【配穴】脾胃虛弱型配胃；腎氣不足型配腎，氣血虧虛型配膈、肝；肝腎陰虛型配肝、腎。與遺傳有關的或先天消瘦者配腎上腺、腎；食慾不振配口、胃；便溏腹瀉配大腸、小腸、肺；失眠多夢配神門、心、皮質下；月經不調或閉經配子宮、卵巢；陽痿遺精配精宮、睪丸；面色不佳配面頰、肺；五心煩熱配肝、心、皮質下（圖 5-29）。

【操作】每次用穴 6 ～10 個。患者端坐位，耳郭用 75% 酒精消毒或用溫水擦乾淨，用

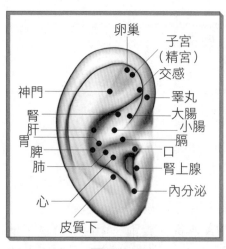

圖 5-29

耳穴定位儀在選用的穴區內逐一選準敏感點並作出標記，再將生王不留行籽固定在敏感點處，用膠布固定。每次取單側耳穴，3～4 天換帖 1 次，兩耳交替，10 次為 1 療程，療程間隔 5～7 天。治療期間，囑患者每天按壓耳穴 3 次，每次每穴按壓 1 分鐘左右，失眠者每晚睡前多壓，食慾不振者進餐前多按壓。

3. 皮膚針療法

【取穴】主穴為督脈在背部大椎至長強、華佗夾脊線、足太陽膀胱經背部第一側線大杼至白環俞、足三里。

【配穴】脾胃虛弱型配胃俞、脾俞；腎氣不足型配腎俞、命門、膀胱俞；氣血虧虛型配膈俞、心俞；肝腎陰虛型配肝俞、腎俞；便溏腹瀉配大腸俞、小腸俞；失眠多夢配心俞、厥陰俞。

【操作】背部諸經脈從內向外依次叩刺，每條經脈均從上向下循經叩刺，使經脈均勻潮紅，叩刺力度以輕為主。經脈叩刺完畢後再用中等刺激強度重點叩刺配穴，每穴叩刺 1 分鐘，叩至穴處嫩紅為止。最後叩刺足三里時將針尖對準穴位反覆叩刺，叩刺範圍約 1～1.5 平方公分，每側穴位叩刺 2 分鐘，叩刺力度由輕逐漸加重，使穴區潮紅或嫩紅。每日或隔日治療 1 次，10 次為 1 個療程，療程間隔 5～7 天。

五、臨床應用

于澎等把肥胖組隨機選擇脾胃濕型 30 例，女 19 例，男 11 例，年齡 18～41 歲，平均 24 歲。消瘦組隨機選擇脾胃虛寒型 30 例，女 17 例，男 13 例，年齡 19～40 歲，平

均 23 歲。兩組患者，選穴均取足陽明胃經的髀關、股市、足三里、太乙、天樞、大巨和足太陰脾經的大橫、陰陵泉、三陰交。用 28 號 1.5 寸毫針直刺。

腹部的穴位不用電針，患者用自己的雙手放在腹部的兩側振動腹部。腿部的穴位應用電針，連接上海產 G6805-Ⅱ型電針儀，輸出電壓 6 伏，電流強度 2.5 毫安，連續脈衝波型，頻率 80 赫茲。每次 30 分鐘，隔日 1 次，每 10 次為 1 個療程。療效標準：

【顯效】治療 1 個療程後，消瘦者增加或肥胖者減少 BMI≥1.8（相當於身高 170 公分者，體重增加或減少等於或大於 5 公斤）；

【好轉】治療 1 個療程後，消瘦者增加或肥胖者減少 BMＩ為 1.8～0.9（相當於身高 170 公分者，體重增加或減少在 5.0～2.5 公斤）；

【無效】1 個療程後，消瘦者增加或肥胖者減少 BMI＜0.9（相當於身高 170 公分者，體重增加或減少小於 2.5 公斤）。

【結果】肥胖者顯效 12 例，有效 15 例，無效 3 例；消瘦者顯效 18 例，有效 10 例，無效 2 例。可見，針刺足陽明胃經及足太陰脾經的腧穴，對於消瘦者可增加體重，有增肥作用；而對於肥胖者可減少體重，有減肥作用。經 Radit 分析，兩組療效比較差異無顯著性意義（P＞0.05），這種雙向性的調節作用，具有使體重趨向於標準體重的特點（于澎，林喆，廣瀨誠二，等‧針刺對體形增肥及減肥的雙向調節作用‧中華醫學美學美容雜誌，2002，8（6）：326）。

第十節　袪眼袋

一、概　述

隨著年齡的增大，下瞼出現眼袋和皺紋是人衰老的最早標誌之一，也是影響面部美觀的重要因素，因此，去除眼袋是美容中經常遇到的問題。

二、取　穴

陽白、魚腰、太陽、印堂、睛明、瞳子髎、承泣、四白、絲竹空（圖5-30）。

三、操作方法

選用 32～34 號 0.5 寸毫針，陽白平透魚腰，承泣平刺進針，針身與瞼緣平行，針尖向內或向外，每次交替改變，其他穴位常規針刺。

留針 30 分鐘，出針時面部穴位多按壓針孔。本法隔日1次，20次為1個療程，療程間隔10天左右。脾氣不足配脾俞、胃俞、足三里、陰陵泉、三陰交；腎虛水泛配腎俞、三焦俞、關元、曲泉、三陰交、太谿；肝腎不足型加取肝俞、腎俞、三陰交、太谿、湧泉、太衝、行間；瘀血內停型加取肝俞、脾俞、血海、三陰交、太衝。

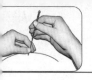

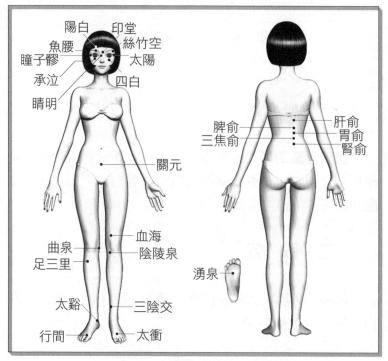

圖 5-30

四、其他療法

(一)內治法

1. 藥物治療

用參朮膏，白朮 500 克，人參 200 克，加 5 碗水浸一夜，文火煎煮，取濃液熬膏，入蜜收之，每次以白湯口服，治脾胃虛弱元氣不足之（眼袋）眼瞼虛浮。

2. 食 療

用山藥羹、山藥各 50g，白糖適量，山藥切成小塊加

水煮熟，加白糖少許，略煮片刻即成，湯羹可作為主餐佐食，每日 1 次，健脾胃、益腎氣，配以白糖甘潤補中，共奏健脾固腎、祛濕利瞼、明目之功。

（二）外治法

1. 藥　物

將紫荊皮、白芷、大黃、薑黃、南星、黃柏、小紅豆、寒水石各等分共研細末、用生地黃汁調成膏，外敷穴位。可祛瘀通絡，除濕消腫。每晚敷上，次日晨起去掉，20 次為 1 個療程。

2. 電針療法

【取穴】眼袋局部、太陽、四白透眼內眥、外眥。

【操作】將電針儀的兩個接觸電極板分別放於眼袋局部（避免兩個電極板接觸）。打開電源，選擇低頻 3～50 次／秒，疏密波或連續波，以眼袋局部肌肉明顯收縮跳動，而患者能夠耐受為度。每次電療 20～30 分鐘，每日 1 次，見效後改為隔日 1 次。

3. 鐳射療法

【取穴】眼袋局部。

【操作】患者取坐位，雙眼閉合，用低功率氦—氖鐳射，功率 0.6～3 毫瓦，距離 0.2～0.5 公分，光斑 0.1～0.2 平方公分，光束垂直照射。每次 10～15 分鐘，每天 1～2 次，10 次為 1 個療程，1 個療程後，酌情改為隔日 1 次。

五、日常保健

（1）堅持每天頭部位置稍低地側臥幾分鐘，以增加頭

面部血液循環，以改善顏面部肌膚營養狀況。每晚睡前若能用維生素 E 膠囊中的黏稠液對眼下部皮膚進行為期 4 週的塗敷及按摩，常能收到消除下眼袋、減輕衰老的良好效果。

（2）每天睡前在眼下部皮膚上貼黃瓜片，堅持下來可收到減輕下眼袋的美容效果。也可利用木瓜加薄荷浸在熱水中製成茶，晾涼後經常塗敷在眼下皮膚上。木瓜茶不僅可緩解眼睛的疲勞，而且還有減輕眼下囊袋之功效。

（3）日常飲食中經常咀嚼諸如胡蘿蔔、芹菜或口香糖等，有利於改善顏面部肌膚。平時尚需注意常吃些膠體、優質蛋白、動物肝臟及番茄、馬鈴薯之類的食物，注意膳食平衡，可對眼部組織細胞的新生提供必要的營養物質，對消除下眼袋亦有裨益。

（4）在國外有人常採用甘菊、上等紅茶或玫瑰子等，或用加溫的蓖麻油或橄欖油，每天在眼袋處濕敷 15 分鐘到數小時，這些物質有助於解決眼下部所出現的囊袋問題。

第十一節　緩解皮膚粗糙

一、概　述

當人體衰老時，在顏面的表現是肌膚枯瘠無澤、榮華頹落，或蒼白，或焦黑，彈性減弱，乾燥粗糙，萎縮，皺紋增加。

此外，皮膚的色澤，根據黑、白、黃種人種的不同有著很大的差異。而且與人的年齡、身體狀況、工作生活環

境、保養程度、遺傳因素等都有著十分密切的關係。由於
疾病或其他諸多因素都可以導致原來紅潤光澤、富有彈
性、白皙柔滑的皮膚變得粗糙、晦暗。

二、取　穴

天牖、復溜、養老、合谷、足三里（圖 5-31）

三、操作方法

穴位常規消毒後，選用 28～30 號 1 寸毫針，常規針

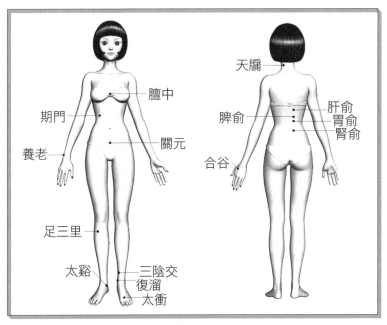

圖 5-31

刺，行平補平瀉法。每日或隔日 1 次，10 次為一個療程，療程間隔 5～7 天。脾胃虛弱配脾俞、胃俞；腎氣不足配關元、腎俞、太谿；肝腎陰虛配肝俞、腎俞、三陰交；肝氣鬱結配膻中、期門、太衝。

四、其他療法

1. 玉屏風散

黃芪20 克，白朮 15 克，防風 10 克，配合防風通聖丸。貼於肺俞、大腸俞、脾俞、胃俞。每週 1 次．睡前敷貼，晨起清洗。適當多飲水，增加小便排泄。

2. 容顏不老方（《奇效良方》）

生薑 480 克，大棗 240 克，白鹽 60 克，甘草 90 克，丁香 15 克，茴香 120 克。 水煎，每日清晨飲一杯。此方溫補脾腎，悅澤容顏，適於脾腎陽虛者。

3. 西施玉容散

綠豆粉 100 克，白芷、白及、白薇、白僵蠶、白附子、天花粉各 50 克，甘松、山奈、茅香各 25 克，零陵香、防風、藁本各 10 克，皂莢 2 錠。將這些藥物研為細末，洗面用。具有通絡香肌，護膚駐顏的作用。本方相傳是西施用來護膚駐顏的方劑。

4. 杏仁膏

杏仁、滑石粉、輕粉各等分。將這些藥取等分，研為細末，蒸過，做面膜用。具有潤澤面肌，好顏色的作用。

第六章

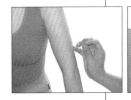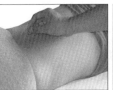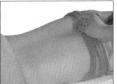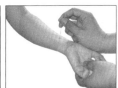

針灸治療
損美性皮膚病

第一節 痤 瘡

一、概 述

痤瘡俗稱「青春痘」、「暗瘡」、「粉刺」，是青少年最為常見的一種毛囊皮脂腺結構的慢性炎症性疾患。男女均有，一般男多於女。好發於面部多脂部位，如頰、鼻前端及兩側、額、下巴及胸背部皮脂腺豐富的部位。形成粉刺、丘疹、膿疱、膿腫及瘢痕等損害，有礙美觀。

二、治療方法

處方1

【取穴】曲池、合谷。肺經風熱配大椎、肺俞；脾肺風熱配足三里，沖任不調配三陰交（圖 6-1）。

【操作】局部常規消毒後，取用 30～32 號 1.5 寸毫針，捻轉進針，中等度刺激，有針感後留針 30 分鐘，行捻轉提插手法 3～4 次。亦可用電針刺激，在雙側曲池通電 20 分鐘，每日 1 次，10 次為 1 個療程。第 1 個療程結束，如痤瘡緩解，可改為隔日 1 次、直至痤瘡消失。

處方2

【取穴】下關、頰車、攢竹。調理腸胃：足三里、合谷、豐隆。調補腎精：關下（關元下 5 分）、鄰宮（關下旁開 2.5 寸）、三陰交（圖 6-1）。

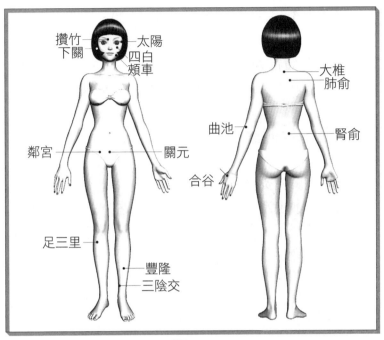

攢竹　太陽
下關　四白
頰車

大椎
肺俞

曲池

腎俞

鄰宮　關元

合谷

足三里

豐隆
三陰交

圖 6-1

【操作】局部常規消毒後，取用 30～32 號 1.5 寸毫針進行針刺。足三里、豐隆左右單取穴，其他穴均為兩側同用。針刺除局部取穴採取輕刺激（進針後，輕微捻轉）外，其餘皆用中刺激（捻轉角度稍大，指力稍重）。留針 30 分鐘，開始每日針 1 次，10 次為 1 個療程。症狀好轉後，可改為隔日 1 次，連續治療兩個療程，療程間隔 3～5 日。腹部穴必用，以防復發。

處方3

【取穴】第一組：四白、足三里、合谷；第二組：太陽、攢竹、曲池（圖 6-1）。

【操作】局部常規消毒後，取用 30～32 號 1.5 寸毫針，快速進針，較大幅度捻轉，出現針感後，留針 20 分鐘，每 5 分鐘行針 1 次。兩組交替使用。6 天為 1 個療程，療程間隔 3 日，治癒後繼續治療 5 次，鞏固療效。

三、其他療法

1. 針刺與艾灸療法

【取穴】主穴：合谷、曲池、足三里、迎香、顴髎、地倉、痤瘡局部。配穴：頰車、陽白、三陰交、太衝、肺俞、隔俞、脾俞。

【操作】主穴中的四肢穴，用 30 號毫針，直刺，得氣後留針；面部穴位用 34 號毫針沿皮刺，得氣後留針，時間 20 分鐘。面部穴與足三里穴，針後艾條灸 10 分鐘。每週 3 次，20 次為 1 個療程。療程間隔 1 週。

2. 針刺與拔罐療法

【處方】大椎。

【操作】用三棱針點刺或用梅花針叩刺大椎穴數下，立即在該穴上加拔火罐（圖 6-2），以出血為度。留 10～15 分鐘起罐，用棉球擦去血液，每 3～5 日治療 1 次，10 次為 1 個療程。療程間隔 5 日。治療期間，停止用其他藥物。

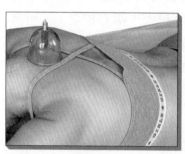

圖 6-2

3. 耳針療法

【處方】內分泌。

【操作】耳部穴位常規消毒後，取消毒撳針，用鑷子夾住針圈，將針頭對準穴位稍捻轉一下再撳入，然後以小膠布粘貼固定。早晚自行按壓埋針處數次，7～10 次為一個療程。

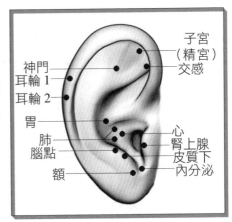

圖 6-3

4. 耳穴放血療法

（1）【主穴】交感、內分泌、腦點。

【配穴】皮質下、神門、腎上腺（圖 6-3）。

【操作】耳廓穴位常規消毒後，用 23 號毫針（或三棱針）點刺出血，兩耳交替使用，隔日 1 次。

（2）【主穴】肺、內分泌、子宮（精宮）、面頰區或額（痤瘡最多處）。

【配穴】心、胃、皮質下、腎上腺。

【操作】請患者自行輕揉一側耳廓 5 分鐘，直至其充血發紅。常規消毒後，一手固定耳廓，一手持消毒手術刀，用刀尖在選定的穴位上，劃破皮膚約 0.1～0.2 公分長，以不傷及軟骨為度。每次出血 10～15 滴為宜，術後以消毒乾棉球保護傷口，以免感染。一般每次取主穴 2～3 個，輔穴 3 個，兩耳交替進行。隔日 1 次，10 次為 1 個療程。

（3）【取穴】耳輪1、耳輪 2 稍偏上、耳輪角。

【操作】用三棱針在兩側耳輪刺血點直刺 0.1 公分，擠出血數滴，又在一側耳輪角處劃破長約 0.3 公分表皮，

滲血即可，埋入藥粉（大蒜與胡椒2：1）如綠豆大，兩耳交替埋藥。2～3天1次，10次為1個療程。

（4）【主穴】肺（雙）。

【配穴】神門、交感、內分泌、皮質下。

【操作】常規消毒，用手術刀尖將穴位割破，使溢血少許。然後外敷藥粉（雄黃、冰片、薄荷，滑石粉各等份研粉）防止感染。隔日割治1次，10次為1個療程。

（5）【取穴】第一組：耳前熱穴、耳後降壓溝。第二組：內分泌、皮質下。

【操作】每組每次只用1穴，交替使用。常規消毒後，用三棱針速刺出血，隔日1次，10次為1個療程、然後每週1次，觀察治療3個月。

5. 穴位注射療法

【處方】足三里。

【操作】常規消毒，抽取患者本身肘靜脈血2毫升，迅速加入生脈注射液2毫升，搖勻後立即注入雙側足三里，每5天治療1次，5次為1個療程。或者抽取肘靜脈血3～10毫升，迅速注射到一側或雙側足三里穴，不加藥液，每月1次。

6. 挑刺療法

（1）【取穴】在背部膀胱經兩側之反應點。

【操作】患者反坐於靠背椅上，脫去上衣，充分暴露背部。用手掌在脊柱第1胸椎至第4腰椎的兩側各旁開1～3寸（2～4橫指）範圍內摩擦數次，然後找尋反應點。其點特徵如大頭針頂端大小，似丘疹樣略隆起於周圍皮膚，呈灰白色或棕褐色、暗紅色、淺紅色，壓之色不褪。

局部常規消毒後，用三棱針刺破反應點的皮膚，將皮下的白色纖維樣物逐一挑斷，挑盡為止，用無菌棉球覆蓋傷口，膠布固定，避免著水感染。挑刺點不宜過多，首次挑 1 個，復診挑 2 個為宜。5～7 天挑刺 1 次，一般挑刺 5～6 次。

（2【取穴】背部皮膚紅斑點。

【操作】患者脫去上衣，取俯臥位，尋找背部紅斑點，皮膚常規消毒後，用三棱針斜刺入紅斑點的底部，約 1 分深，迅速將針向上一挑，使該部皮膚被挑成小裂口，用雙手拇食指擠壓針孔周圍，使之出血少許，用乾棉球拭乾血跡。每次挑十餘針，隔日 1 次，8～10 次為 1 個療程。

7. 火針療法

【取穴】第一組：座瘡早期：膈俞、肺俞、大椎。第二組：有結節囊腫或瘢痕疙瘩損害者：膈俞脾俞。

【操作】每次取 3～4 穴，左右交替使用。病人取俯臥位，充分暴露背部，穴位皮膚常規消毒後，採用「鋼城火針」燒針法，達到針身燒紅 2 / 3 以上，彈刺法進針，深度 2～3 分。刺後針孔不作任何處理。10 次為 1 個療程，每 5～7 天 1 次。

四、臨床應用

（1）姜雪原針藥並用治療 40 例尋常性座瘡，1 個療程治癒 24 例（皮損消退＞95%，無新皮損），占 60%；顯效 8 例（皮損消退＞60%），占 20%；好轉 8 例（皮損消退＞20%），占 20%。2 個療程治癒 10 例，3 個療程治癒 4 例。治癒者隨訪 6 個月均為復發。

【針刺法】取肺俞、脾俞、胃俞、大腸俞穴，用三棱針點刺放血後拔罐 5 分鐘。面部的膿包痤瘡選擇較大者給予細火針點刺。

【中藥】枇杷葉 10g，桑白皮 10g，黃芩 12g，梔子 10g，野菊花 10g，黃連 6g，赤芍 10g，白茅根 30g，生槐花 15g，苦參 10g。皮脂溢出過度者加生薏苡仁、生白朮、生枳殼；感染重者加蒲公英、紫花地丁；形成囊腫或結節者加夏枯草、貝母。1 劑／天，水煎服。針刺與中藥治療均以 10 天為 1 個療程（姜雪原・針藥並用治療尋常型痤瘡 40 例・現代中西醫結合雜誌，2003，12（14）：1498）。

（2）李芳莉等將 320 例尋常痤瘡患者隨機分成圍刺結合耳穴貼壓時照組、耳穴貼壓對照組及四環素對照組。從 3 組中各抽取中度患者 20 例，檢查其治療前後的皮脂溢出率及血清睪酮水準。

【結果】圍刺結合耳穴貼壓組療效明顯優於兩個時照組。同時發現圍刺結合耳穴貼壓療法可以改善尋常痤瘡主要發病因素中的皮脂溢出狀況及血清睪酮水準。

【結論】圍刺結合耳穴貼壓療法是治療尋常痤瘡的一種行之有效、操作簡單、無不良作用的方法，值得推廣運用。（李芳莉，吳昊・圍刺結合耳穴貼壓療法對尋常痤瘡主要發病因素的影響・中國針灸，2002，22（3）：161）

（3）曹偉民用鋒鉤針配合火罐治療痤瘡 396 例。

【具體方法】患者暴露背部，醫生在其第 10 胸椎以上肩背部尋找疹點。如尋找困難時，先在病人背部按摩，促使疹點出現。選其中壓之痛覺最敏感或呈棕褐色的 1～2 個疹點作為鉤刺穴位。局部常規消毒後，取消毒的鋒鉤針，

右手拇指、食指、中指緊握持針身，留出所鉤刺的長度，再以左手食指、中指緊繃鉤刺之皮膚，迅速將鋒鉤針刺入皮下組織，稍待片刻，將鉤刺部位組織內的白色纖維牽拉之，再行上下鉤割 3～4 次，待聽到鉤割吱吱聲，即按進針方向倒退出針。出針後在施術部位上拔玻璃罐 1 個，使血液在火罐負壓作用下流出約 1～2 毫升，再將罐起下。隔日 1 次，10 次為 1 個療程，中間休息 3～4 天，按病情再行第 2 療程（曹偉民・鋒鉤針配合火罐治療痤瘡 396 例療效觀察・中國針灸，1995，15（5）：13）。

第二節　白癜風

一、概　述

　　白癜風是一種因皮膚色素脫失而發生的局限性白色斑片。白癜風在中國醫學文獻中稱為「白癜」或「白駁風」。如《諸病源候論》記載有：「白癜者，面及頸項身體皮肉色變白，與肉色不同亦不癢痛，謂之白癜。」又如《醫宗金鑒・外科心法》論述（白駁風）：「此症自面及頸項，肉色忽然變白，狀類斑點，並不癢痛，若因循日久，甚至延及遍身。」白癜風患者無任何不舒服感覺，但容貌受損，影響美觀，給患者帶來沉重的精神負擔和煩惱。因此，白癜風已成為美容醫學的一個重要課題。

　　針灸治療白癜風，最早見於孫思邈的《備急千金方》第二十三卷：「白癜風，灸左右手中指節三壯，未差報

之。」這個方法，迄今仍為臨床上所常用。本病見於各種年齡，病情發展緩慢，因人而異。有的只發生一小片白斑，以後長期靜止不變，有的可逐漸向四周擴大或在身體其他部位發生新的白斑。一般來說，白癜風發展一段時期後會停止，大多數長期持續不變，很少自癒。

二、臨床表現

白癜風是一種因皮膚色素脫失而發生的局限性白色斑片，可發生於身體任何部位，但多見於暴露、摩擦及骨突出部，如面、頸、前臂、背等處。可單發，亦可多發，大小不一，形態各異。單側或對稱，或與神經節段分佈一致。白斑與正常皮膚之間常有明確的界線，有的白斑邊緣處色素沉著明顯，更顯得黑白分明。白斑表面平滑，皮膚紋理正常，沒有萎縮、鱗屑等任何改變，沒有痛癢等不適感覺。

白斑的大小不一，形態各異，可呈圓形、橢圓形、長條形或不規則形，隨著白斑擴大，其形狀可不斷變化，有些斑塊可融合成一大片，甚至整個顏面。白斑與正常皮膚之間有明顯的分界，白斑發生在有毛髮處，如頭髮、眉毛或鬍鬚可部分或全部變為白色。

三、治療方法

處方1

【取穴】主穴：阿是穴、太衝、血海、三陰交、足三里。配穴：曲池、太谿、膈俞（圖6-4）。

【操作】局部常規消毒後，血海、三陰交、足三里、曲池穴取用 30～32 號 1.5 寸毫針進行針刺，中弱刺激，施平補平瀉手法。太衝、太谿、膈俞穴取用 30～32 號 1 寸毫針進行針刺，中弱刺激，施捻轉瀉法。留針 30 分鐘，每日 1 次，10 天為 1 個療程。

處方2

【取穴】阿是穴、血海、膈俞、行間、風市（圖 6-4）。

【操作】局部常規消毒後，血海、行間、風市穴取用 30～32 號 1.5 寸毫針進行針刺，中弱刺激，施瀉法。膈俞穴取用 30～32 號 1 寸毫針進行針刺，中弱刺激，施捻轉補法。留針 30 分鐘，每日 1 次，10 天為 1 個療程。

處方3

【取穴】阿是穴、肝俞、腎俞、志室、三陰交（圖 6-

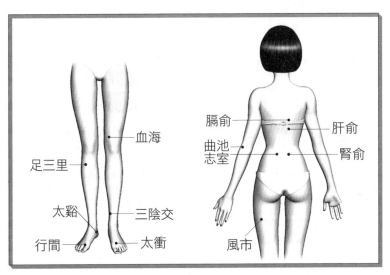

圖 6-4

4）。

【操作】局部常規消毒後，肝俞、腎俞、志室、三陰交穴取用 30～32 號 1 寸毫針進行針刺，中弱刺激，施捻轉補法。留針 30 分鐘，每日 1 次，10 天為 1 個療程。

四、其他療法

1.穴位埋線療法

【主穴】曲池、陽陵泉。

【配穴】白癜風斑塊處、膈俞、肺俞、胃俞、脾俞、腎俞、外關、三陰交（圖 6-5）。

【操作】每次選取 2～3 穴。在選定的穴位上做好標記，局部皮膚消毒後，以 0.5～1%鹽酸普魯卡因作浸潤麻醉，剪取羊腸線 1 段（1～2 公分長），套在醫用埋線針尖缺口上，兩端用血管鉗夾住。右手持針，左手持鉗，針尖

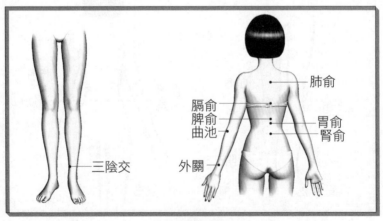

圖 6-5

缺口向下以 15～40 度方向刺入，當針尖缺口進入皮內後，左手即將血管鉗鬆開，右手持續進針直至腸線頭完全埋入皮下，再進針 0.5 公分，隨後把針退出，用棉球或紗布壓迫針眼，再用紗布敷蓋保護針眼，1～2 天即可。

也可用改進的穿刺針代替埋線針操作。一般 1～3 個月進行 1 次，見效者按期治療，3 次為 1 個療程。如 1 個療程無效，則停用本法。本法對青少年泛發型、病史短、發展快者，療效最佳。

2. 按摩法

【揉按法】皮膚白斑大的用手掌揉按，白斑小的用拇指指腹揉按，方法是沿著外圍呈圓周運動，先順時針揉按 30 圈，再逆時針揉按 30 圈，視白斑大小，一呼一吸揉按 2～3 圈。每天 1～2 次，每次 15～30 分鐘。

3. 艾灸療法

（1）【取穴】癜風穴（中指末節指腹下緣正中之指間關節橫紋稍上方）（圖 6-6）。

【操作】小艾炷直接灸。點火後，不要等艾火燒到皮膚，當病人感到燙時即用鑷子將艾炷夾去或壓滅。連續灸 3 壯，左右手，共 6 壯，每日 1 次，15 次為 1 個療程。

（2）【取穴】自癜風斑塊局部。

【操作】將艾條點燃，對準白斑處，距離以患者能耐受為度。面積較大的白斑，在灸治時可用迴旋灸法，內外向內一圈一圈地逐漸縮小灸治；散在分

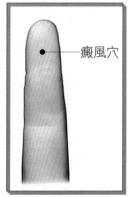

癜風穴

圖 6-6

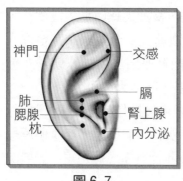

神門　　　　交感

肺　　　　　膈
腮腺　　　　腎上腺
枕　　　　　內分泌

圖 6-7

佈的白斑，可分批進行灸治。開始每次均將白斑灸到高度充血（呈粉紅色），每日 1 次，連治 7～8 次。以後灸至白斑呈深紅色或接近正常膚色，每日 1～7 次，直至與正常膚色相同，然後再灸 3～5 次以鞏固療效。

4. 耳針耳壓療法

【主穴】交感、內分泌、神門、肺（圖 6-7）。

【配穴】腎上腺、腮腺、枕、膈、相應部位（圖 6-7）。每次 2～3 穴，主穴、配穴結合使用。

【操作】耳穴皮膚常規消毒後，埋入消毒掀針，並用膠布固定。囑患者每天按壓 3 次，每次 5 分鐘，以增加刺激。夏季可埋 4 天，冬季 7 天。

5. 梅花針療法

【處方】白癜風斑塊處，腰的骶部或相應之脊柱節段。

【操作】中等叩刺，叩至皮膚明顯充血或略有出血。每日 1 次，15 次為 1 個療程。

五、臨床應用

（1）賀普仁認為白癜風發於外是表象，氣血失和是本病的基本病機，故採取養血疏風，調和氣血、榮養肌膚的治療原則。根據不同的患者，靈活選用三通法予以治療。賀氏根據不同體質、不同病情，靈活選用毫針、三棱針、

火針及灸法治療白癜風，取得顯著療效。

賀氏治療病例之一：劉某，女，18 歲，因全身多處白斑達 7 年之久而就診。7 年前發現左下肢外側出現白斑，大小約 1 公分。1 年前雙手腕部、腳踝部及右季肋部出現白斑，最大處約 5 公分×7 公分。

舌紅，邊有齒印，苔薄白，脈細。辨證為氣血不和，肌膚失養。治以調和氣血，榮養肌膚。治療取阿是穴，以短毫針密刺病灶處，留針 30 分鐘；灸俠白穴，每側 30 分鐘。共治療 10 次，白斑面積明顯縮小，其中左手腕部一塊已基本消失。（王桂玲・賀普仁教授臨床經驗選・中國針灸，2003，23（9）：545）

（2）周子信等用穴位埋線治療白癜風 30 例，取得良好效果。

【方法】取肺俞、膈俞、脾俞、胃俞、腎俞、陽陵泉、三陰交、曲池、外關穴。均為單側取穴，左右交替使用。選準穴位做好標記，常規消毒皮膚。用一次性注射器抽取 2%利多卡因注射液，在距穴位 5 公分處進針，回抽無血，首先打出直徑約 2 公分的皮丘，然後向穴位中心邊進針邊注藥，每穴注藥 1.5～2 毫升。再用酒精消毒穴位。左手用鑷子夾備用腸線（0 號，長 4 公分），將腸線中央置於皮丘上，右手持埋線針，缺口向下壓腸線，以 15°～20°角向穴位中心進針，待線頭全部植入皮內再進針 1～2 公分直達所標記穴位處，緩慢退出埋線針。檢查針孔處無線頭外露，用酒精棉球覆蓋針孔，並用膠布固定 1～2 日。每隔 2 個月行穴位埋線 1 次，2 次為 1 個療程。

【結果】本組 30 例，經 1 個療程治療後，顯效 3 例，

有效 19 例，無效 8 例，總有效率 73.33%（周子信，馮俊芳，成俊珍·穴位埋線治療白癜風 30 例·上海針灸雜誌，2000，19（3）：19）。

第三節　銀屑病

一、概　述

　　銀屑病，俗稱牛皮癬、狗皮癬、馬皮癬，中醫又稱松皮癬、乾癬、蛇風等。是一種以皮膚紅斑、表面覆多層易剝離的銀白色鱗屑為特徵的慢性紅斑鱗屑性皮膚病。

　　本病病因不明，男女老幼皆可發病，以青壯年為多見；病程長，癒後易復發。好發於頭皮、軀幹及四肢伸側，亦可累及各部皮膚。

　　典型皮損為大小不等，如點滴、錢幣及其他形狀界限清楚的紅斑，上覆多層鱗屑，刮去鱗屑可見到淡紅色發亮的薄膜，刮去薄膜後有點狀出血，稱為薄膜現象和點狀出血現象，為本病特徵性皮損。該病多發於冬春季節，一般冬重夏輕，若病久則無季節之分。中醫認為，銀屑病主要是由於有血熱、外受風邪或夾雜燥熱之邪；內外合邪，熱塞血絡所致。

二、臨床表現

　　銀屑病典型的表現是發病較急，皮損初起為紅斑、丘

疹、逐漸擴大融合成片、邊界清楚，上覆多層銀白色鱗屑，易於剝離，輕輕刮去鱗屑，可見一層淡紅色發亮薄膜，稱薄膜現象，薄膜易完整剝下，可見小的出血點，稱為點狀出血現象，為本病特徵性皮損。

在進行期皮膚外傷處或注射針空處常出現相同損害稱為同形反應。皮損可累及全身皮膚，但以頭皮、軀幹、四肢伸側多見，頭皮皮損鱗屑較厚，界限清楚，常使毛髮呈束狀，但不脫髮。指（趾）甲受累呈頂針狀點狀凹陷、失去光澤、變形、肥厚或與甲床分離。

初發年齡多在青壯年，多數患者冬重夏輕，病程較久者發病季節則不明顯。該病進行期皮損較紅，新疹不斷出現，舊疹擴大，炎症浸潤明顯，鱗屑增厚，瘙癢較重，易產生同形反應。靜止期病情穩定，紅腫炎症減輕，無新疹產生，舊疹不擴大，鱗屑變薄。恢復期炎性浸潤消退，鱗屑減少，皮疹漸平或周圍出現白暈並逐漸消退，最後遺留色素沉著或色素減退斑。

三、治療方法

處方1

【取穴】皮損在頭面上肢者取主穴曲池、支溝、風池、合谷，配穴血海、三陰交；面部皮損多者加迎香；皮損在下肢者取主穴血海、三陰交、足三里，配穴支溝、曲池；皮損泛發全身者取大椎、曲池、合谷、血海、三陰交（圖6-8）。

【操作】局部常規消毒，大椎穴用30號1.5寸毫針針

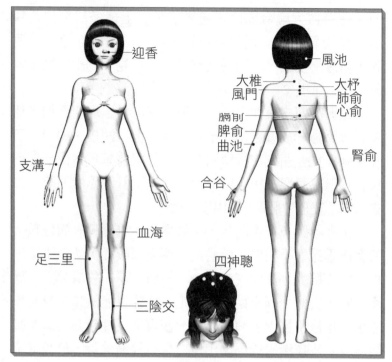

圖 6-8

刺，刺入後施以捻轉瀉法，得氣後即出針。其餘穴位取用
30～32 號 1.5 寸毫針，捻轉進針，中度刺激，有針感後留
針 30 分鐘，行捻轉提插瀉法 3～5 次。每日 1 次，10 次為
1 個療程。

處方2

【取穴】大椎、肺俞、心俞、膈俞、足三里、曲池、
四神聰、血海、皮損區（圖 6-8）。

【操作】局部常規消毒，大椎穴用 30 號 1.5 寸毫針針
刺，刺入後施以捻轉瀉法，得氣後即出針。四神聰穴用 30

號 1 寸毫針針刺，刺入後施以平補平瀉法。其餘穴位取用 30～32 號 1.5 寸毫針，捻轉進針，中等度刺激，有針感後留針 30 分鐘，行捻轉提插瀉法 3～5 次。每日 1 次，10 次為 1 個療程。

處方3

【取穴】大杼、風門、膈俞、脾俞、腎俞（圖 6-8）。

【操作】局部常規消毒，膈俞、脾俞、腎俞等穴位取用 30～32 號 1.5 寸毫針，捻轉進針，中度刺激，有針感後留針 30 分鐘，行捻轉提插補法 3～5 次。每日 1 次，10 次為 1 個療程。大杼、風門等穴位取用 30～32 號 1.5 寸毫針，捻轉進針，中度刺激，有針感後留針 30 分鐘，行捻轉提插瀉法。每日 1 次，10 次為 1 個療程。

四、其他療法

1. 埋線療法

【主穴】背部大杼、胃俞。

【配穴】曲池、足三里、血海等。用羊腸線埋入，每次取 3～5 組，10 天 1 次，多數患者 2 次見效，3～5 次可癒。

2. 刺血拔罐療法

【主穴】大椎、陶道。

【配穴】病變在上肢加肩胛岡（兩側肩胛岡中點）、肩髃；病變在腰骶區加腎俞、環跳、血海、梁丘、陽陵泉；病變在頭面區加翳明、聽宮、百會、四神聰。

【操作】採用小號三棱針點刺，立即用閃光法加火

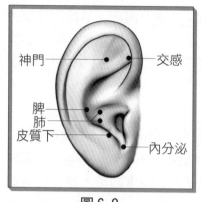

神門 — 交感
脾
肺
皮質下
內分泌

圖 6-9

罐，出血少許後撤除，2 日 1 次。頭面部禁用火罐。

3. 灸 法

【取穴】阿是穴（頑固、肥厚皮損區）。

【操作】取新鮮大蒜（去皮）搗爛如泥敷貼在阿是穴上，艾炷間隔 1.5 公分放置 1 壯，然後依次點燃、灸至局部熱癢灼痛不可忍受為度，偶爾起水泡可刺破，外塗龍膽紫藥水，2 日 1 次。

4. 穴位注射療法

使用當歸注射液和普魯卡因注射液各 4 毫升或用 654 注射液 1～2 毫升，或胎盤組織液 2 毫升，穴位取曲池、肝俞、章門、天樞、足三里、三陰交等，每日 1 次，每次取 2～3 組穴位，15～30 天為 1 個療程。

5. 耳穴療法

【取穴】神門、皮質下、內分泌、交感、脾、肺（圖 6-9）。

【操作】每日 1 次或埋針，兩耳交替，10 次為 1 療程。

五、臨床應用

（1）何馨採用針刺方法治療銀屑病 115 例，取得良好療效。

【主穴】合谷、三陰交、血海、曲池、皮損局部。

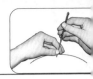

【配穴】瘙癢，皮損多發於四肢加風市；多發於頭皮加風池；多發於軀幹加風門；皮損局部有灼熱感者，在皮損周圍用較粗的毫針刺出血；病情反覆難癒或病程長者加肺俞、膈俞、足三里；失眠者加神門。

【操作】皮損局部採用「圍刺法」，即根據皮損大小，在其周圍取4～6點，針尖由皮損邊緣向中心平刺；合谷、曲池、血海、風市、風池、風門、神門等穴均用瀉法，三陰交、肺俞、膈俞、足三里用補法。留針30分鐘，每天1次，10次為1個療程。治療3～5個療程後觀察療效。臨床治癒25例，占21%；顯效54例，占47%；有效：19例，占16%；無效17例，占14%；總有效率85%。治療3次後皮膚瘙癢消失28例，針刺5次後皮膚瘙癢消失37例，治療1個療程後98%的病人皮膚瘙癢症狀以及其他自覺症狀即消失（何馨·針刺治療銀屑病115例療效分析·中國針灸，1999，19（3）：157）。

（2）梁華梓放血加電針治療銀屑病158例，取大椎、陶道、肝俞，用三棱針點刺後拔火罐5～10分鐘，每穴出血0.3～0.5毫升。然後取肺俞、脾俞、腎俞，毫針沿皮刺，得氣後接電針治療儀，選疏密波，電流強度以病人耐受為度。再針刺曲池、四瀆、足三里、三陰交等穴，留針20～30分鐘。隔日治療1次，15次為1個療程。

經3～5個療程治療，痊癒80例（50.63%），顯效36例（22.79%），好轉27例（17.09%），無效15例（9.49%），有效率為90.51%。（梁華梓·放血加電針治療銀屑病158例臨床觀察·中國針灸，1994，14（2）：23）。

（3）藥玲採用注線法治療銀屑病500例。

【取穴】肺俞、靈台。

【配穴】脾俞、肝俞、足三里、血海、曲池。

【操作】每次取穴 2～3 個，15 天埋線 1 次，3 次為 1 個療程。同時取一側耳背靜脈血，用 1 毫升枸櫞酸鈉抗凝劑混合後注入足三里、血海、曲池穴內，結果痊癒 125 例，占 25%；好轉 357 例，占 71.4%；無效 18 例，占 3.6%，有效率 96.4%（藥玲・穴位埋線配合自血療法治療銀屑病 500 例・中國針灸，1997，17（10）：597）。

（4）周民等取曲池、血海、足三里。配穴：大椎、肺俞、三陰交。

用埋線法，埋線 1～2 號羊腸線 2～3 公分，在穴位消毒局麻後，放於局麻點上，將埋線針缺口向下壓線，以 15～45 度角向上刺入，將線埋於穴位中，快速拔針，外蓋敷料 3～5 天。每次選主穴和配穴各 2～3 穴，30～40 天埋線 1 次，3 次為 1 個療程。用此法治療 200 例銀屑病患者，經 3～6 次後痊癒 170 例，占 85%；顯效 24 例，占 12%；好轉 6 例，占 3%；總有效率 100%（周民，周華・穴位埋線治療銀屑病 200 例臨床觀察・中醫外治雜誌，1995，4（2）：17）。

（5）隋寶儉等採用埋線法

【取穴】脊椎旁開 2 寸，自第 7 頸椎至第 2 骶椎，分為 5 等份，兩側共 10 個埋線點。

【配穴】曲池、足三里。

15～20 天埋線 1 次，3 次為 1 個療程。治療 579 例銀屑病患者，臨床痊癒 176 例，基本痊癒 166 例，顯效 116 例，有效 93 例，無效 28 例，有效率 95.1%。經過對痊癒

的 256 例患者進行 10 年觀察，1～2 年復發 53 例；9～20 年復發 31 例，占 68%（隋寶儉，七星線治療銀屑病 577 例遼效觀察·中國針灸，1988，8（2）：4）。

第四節　濕　疹

一、概　述

　　濕疹是一種由多種內外因素引起過敏反應的急性、亞急性或慢性皮膚病。是一種具有明顯滲出傾向的炎症。皮膚出現皮疹呈多種形態，發無定處，易於糜爛流津的瘙癢，急性期以丘疹為主，慢性期常以苔蘚樣變為主，易反覆發作。男女老幼皆可發病。

　　濕疹常由某些食物和魚、蝦、蟹、蛋、牛奶，藥物如菌苗、呋喃唑酮、阿司匹林，吸入花粉、煙霧，寄生蟲感染、細菌、病毒感染、昆蟲叮咬、日光照射以及精神因素，某些內臟及全身性疾病引起變態反應而產生。

二、臨床表現

　　濕疹可分為急性、亞急性和慢性三期，急性和慢性濕疹有明顯的特徵，亞急性期常是急性期緩解的過程或是向慢性過渡的表現。

　　急性濕疹的起病較快，皮疹為多數密集的粟粒大的丘疹、疱疹、水疱，常聯合成片，界限不清楚。常因搔抓丘

疹、疱疹、水疱破損後形成點狀糜爛面，有明顯的漿液性滲出。當合併感染時，可形成膿疱、膿液和膿痂。急性濕疹可發於身體的任何部位，常對稱分佈，多見於面、耳、手、足、前臂、小腿等外露部位，嚴重時可擴展全身。自覺瘙癢劇烈，有灼熱感，夜間尤甚。

亞急性濕疹是由於急性濕疹遷延不癒而形成的。臨床表現為皮損以小丘疹、鱗屑和結痂為主，常伴有少數疱疹、水疱和糜爛，有劇烈瘙癢感。

慢性濕疹是由於急性和亞急性濕疹反覆發作遷延不癒而成，或一開始即表現為慢性濕疹。臨床表現為病變部皮膚肥厚，表面粗糙，上覆少許鱗屑，呈苔蘚樣變，有色素沉著或部分色素減退區，有抓痕等。病情時輕時重，延續數月或更久。慢性濕疹好發於手、足、關節、股部、乳房等處，多對稱發作，也有明顯的瘙癢感。

三、治療方法

處方1

【取穴】主穴：大椎、血海、曲池、足三里、三陰交、委中。配穴：關元、脾俞、陰陵泉、蠡溝、豐隆（圖6-10）。

【操作】每次取主穴及 2～3 個配穴，局部常規消毒後，取用 30～32 號 1.5 寸毫針，捻轉進針，中等度刺激，有針感後留針 30 分鐘，行捻轉提插瀉法 3～5 次。每日 1 次，10 次為 1 個療程。療程間休息 2 天。

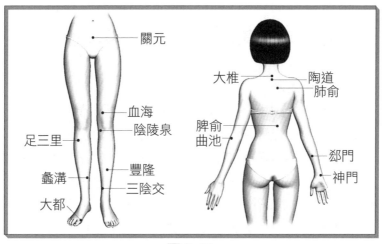

圖 6-10

處方2

【取穴】陶道、曲池、陰陵泉、神門、肺俞（圖 6-10）。

【操作】局部常規消毒後，陶道、曲池、陰陵泉、神門、肺俞等穴針刺用瀉法，中等刺激。每日 1 次，每次留針 20～30 分鐘，10 次為 1 個療程。

處方3

【取穴】阿是穴、足三里、三陰交、大都、郄門（圖 6-10）。

【操作】局部常規消毒後，阿是穴用三棱針在患處輕輕叩刺，使皮膚微紅或出小血珠為度；足三里、三陰交、大都、郄門等穴針刺用補法，中等刺激。每日 1 次，每次留針 20～30 分鐘，10 次為 1 個療程。

四、其他療法

1. 中藥治療

【濕熱型】用清熱利濕湯。藥用龍膽草、苦參、梔子、柴胡、黃芩、白鮮皮、虎杖、赤茯苓、薏苡仁、地膚子、土茯苓、生地。熱盛加生石膏、白茅根；便秘加大黃。藥渣煎汁可作濕敷。外用青珍散（青黛、枯礬、虎杖、珠母粉、煅石膏、滑石粉），用麻油調搽。

【血虛風燥型】用清燥潤膚湯。藥用生地、赤芍、玄參、僵蠶、胡麻仁、生甘草、徐長卿、地骨皮、桑白皮、苦參、白鮮皮、地膚子。藥渣再煎可外洗。外用潤膚膏（土槿皮、大楓子、枯礬、蛇床子、海蛤殼煅），用麻油調與豬膽汁一枚和勻外搽。1 週為 1 個療程。

2. 艾灸法

【主穴】曲池、血海（均為雙側）。

【配穴】肩髃、環跳、合谷（均為雙側），大椎、阿是穴（圖 6-11）及奇癢處。

【操作】每日施灸 1～2 次，或在癢時施灸，或隔日 1 次，每穴每次灸 10 分鐘。在 1 次治療中，一般取 4～5 穴，最多至 10 個穴。

3. 耳針療法（適用於瘙癢顯著者）

【取穴】神門、肺、下屏尖、結節內、心、肝（圖 6-12）。

【操作】用毫針或電針法。每次選 3～5 對穴，隔日 1 次。也可配合耳穴壓丸。

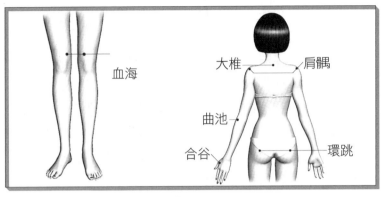

圖 6-11

4. 梅花針療法（適用於慢性濕疹，屬血虛風燥型者）

梅花針取脊椎兩旁輕叩至皮膚發紅為度。濕疹局部以梅花針叩打至微見血津為止；如因濕疹發癢而失眠者，可叩打風池、百會、四神聰穴等。

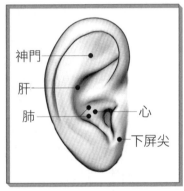

圖 6-12

五、臨床應用

（1）丁林等用針灸辯證治療慢性濕疹 57 例。

【取穴】陰陵泉、內庭、合谷。伴陰虛火旺者，加陰谷、太谿、三陰交；伴肝氣鬱結者，加蠡溝、太衝；濕熱明顯者，加商丘、陷谷。耳穴取內分泌、過敏點、心。

【操作】體穴中除陰谷、太谿和三陰交淺刺 0.2～0.5 寸外，皆以毫針直刺 0.5～1.0 寸，以得氣為度；留針 30 分

鐘。耳穴均壓以王不留行籽，每次 0.5 分鐘，每日 3 次，兩耳交替使用。

【結果】經治療後，皮疹消退，無瘙癢，可有少許色素沉著，隨訪半年以上不復發為治癒，共 50 例，占87.72%；皮疹和炎症等症狀明顯減退，瘙癢減輕為有效，共 5 例，占 8.87%；治療前後症狀無明顯改善為無效，共 2 例，占 3.51%；治療時間最短一週，最長 2.5 個月。治療後半年隨訪，療效穩定（丁林，等.針灸辨證治療慢性濕疹 57 例療效觀察.宜春醫專學報，2000，12（4）：258）。

（2）趙壽毛應用針灸治療皮膚濕疹，取得良好效果。

【操作】根據濕疹面積大小，局部用 4～8 支 1～1.5 寸毫針圍刺，行瀉法；再針尺澤、合谷穴，用瀉法。對於脾虛濕盛苔膩脈濡者，加取三陰交、公孫、足三里穴，用平補平瀉手法；胃熱邪實苔黃脈洪大者，加取足三里、中院、內關，用瀉法；肺熱苔黃脈浮數者，加取太淵、列缺，用瀉法；肝火亢盛苔黃脈弦者，加取太衝、行間、三陰交，用瀉法；腎水不足苔少脈細沉者，加取太谿、腎俞，用補法。針後用艾條灸濕疹部位 15～20 分鐘。每日治療 1 次，10 次為 1 個療程。

【結果】治療國內外患者 86 例，均為成人，病程最短者 1 年，最長者 10 年。其中新加坡人 36 例，馬來西亞人 9 例，澳洲人 6 例，德國人 22 例，中國人 12 例，日本人 1 例。經 3 個療程治療後，臨床治癒（皮損、瘙癢消失）43 例，顯效（皮損、瘙癢明顯減輕）31 例，有效（皮損、瘙癢減輕）12 例，總有效率 100%（趙壽毛・針灸治療皮膚濕疹・中國針灸，2003，23（4）：220）。

（3）于勝華等應用磁化血穴位注射治療全身性濕疹。

【取穴】（1）大椎、曲池、血海；（2）肺俞、足三里、三陰交。兩組穴位交替選用。

【操作】採患者自身少量靜脈血液（1～2毫升／千克），一般成人採150～200毫升／次，將離體血液經血液磁極化治療機（遼寧省血磁療法研究中心研製生產的XC–IV型）同步磁振、射頻光輻照，同時輸入離子氧，磁振輻照時間為25分鐘，充氧15分鐘，即磁化血。用10毫升一次性注射器裝7號針頭，抽磁化血6毫升，將穴位皮膚嚴格消毒後，每穴注入1毫升，5天治療1次。其他的磁化血再回輸患者體內，治療過程中進行誘導、充磁、補磁、導磁等系列方法。

【結果】治療68例，經10～15次治療後，痊癒（皮損及瘙癢完全消失，6個月以上未復發）56例，占82.4%；顯效（皮損80%以上消退，瘙癢明顯減輕）8例，占11.8%；有效（皮損消退50%左右）2例，占2.9%；無效（皮損無明顯變化）2例，占2.9%。總有效率97.1%（于勝華，李曉燕‧磁化血穴位注射治療全身性濕疹‧中國針灸，2003，23（4）：220）。

（4）溫氏採用注線法：

【取穴】大椎、合谷、陰陵泉、蠡溝、豐隆。

【操作】15～20天埋線1次，4次為1個療程。

【結果】湯某，男26歲。患者兩肘彎部瘙癢出疹月餘，經常搔抓，局部糜爛，皮疹呈多形狀，間有小水疱，用此法並結合局部皮損上下邊緣埋線1次，瘙癢減輕。2次後糜爛、皮疹消失（溫木生‧實用穴位埋線療法‧北

京：中國醫藥科技出版社，1991）。

（5）林氏用自血穴位注射法治療全身性濕疹46例。

【取穴】曲池、足三里、肺俞、三陰交、血海。

【操作】用10毫升注射器抽取2.5%枸櫞酸鈉注射液0.6毫升，再抽取患者肘部靜脈血6毫升，立即搖勻，迅速刺入穴位，得氣後分別注入以上穴位，按排列順序每次取2穴，每週1次。

【結果】經3～8次治療，痊癒40例，好轉4例，無效2例。（林凌・自血穴位注射治療全身性濕疹46例臨床觀察・中國針灸，1993；13（4）：4）

（6）孫氏等採用穴位注射維生素B_{12}治療頑固性濕疹50例。

【取穴】雙側足三里、曲池穴。

【操作】每穴0.1毫克，每日1次，10次為1療程，療程間隔5～7日。

【結果】本組患者大多數為久治不癒者，以本法治療後顯效占84%，總有效率96%。對其中17例在治療前後作免疫功能測定，觀察到大部分病例細胞免疫功能有所提高（孫梅倩，等・中國針灸，1986；6（3）：45）。

第五節　帶狀疱疹

一、概　述

帶狀疱疹為疱疹病毒引起的皮膚疾患，多發生於春秋

雨季，任何年齡，均可罹患，痊癒後可獲終生免疫。臨床
以胸、脇、背、腰，腹部為多見，頭面、眼瞼，臂臀等部
亦可發生，常單側發病。中國醫學稱本病為「纏腰火丹」或
「纏腰蛇瘡」、「蛇串瘡」，發生於頭而稱「抱頭火丹」。

　　本病多因脾胃運化失常，水濕停滯，久而化熱，或肝
膽濕熱，鬱而化火；或濕熱毒邪侵及經脈，濕熱之邪，內
蘊鬱結，壅阻脈絡，發於腠理，外達皮部，故見疱疹簇生
瘙癢而痛甚。

二、臨床表現

　　其主要臨床表現為簇生炎性紅色斑疹，局部瘙癢刺
痛，數小時後斑疹上出現水泡，初時透明，數日後渾濁，
疱疹形成和消退時均可發生劇烈神經痛。可延至數月或數
年，因疱疹呈簇狀群生，間隔帶狀分佈而稱帶狀疱疹。

三、治療方法

處方1

【取穴】主穴：阿是穴、局部夾脊穴、合谷、曲池；
配穴：太衝、支溝、血海、陰陵泉、三陰交（圖6-13）。

【操作】局部常規消毒後，取用30～32號1.5寸毫針
針刺，用捻轉瀉法。疱疹局部阿是穴用圍針刺，即疱疹帶
的頭、尾各刺1針，兩旁則根據疱疹帶的大小選取1～3個
點，向疱疹帶中央沿皮平刺。或用三棱針點刺疱疹及周
圍，再拔罐，令每罐出血3～5毫升。

處方2

【取穴】局部圍刺、公孫、內庭、俠谿、外關（圖6-13）。

【操作】局部常規消毒後，局部圍刺不施手法，公孫、內庭、俠谿、外關等穴用瀉法，中等刺激。每日1次，每次留針20～30分鐘，10次為1個療程。

處方3

【取穴】局部圍刺、足竅陰、期門、曲泉、中渚（圖6-13）。

【操作】局部常規消毒後，局部圍刺不施手法，足竅陰、期門、曲泉、中渚等穴用瀉法，中等刺激。每日1

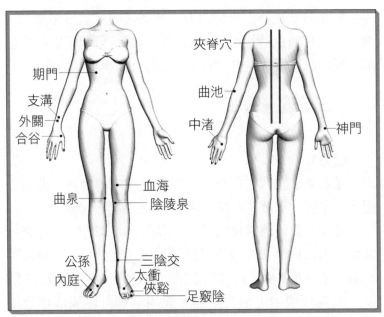

圖 6-13

次，每次留針 20～30 分鐘，10 次為 1 個療程。

四、其他療法

1. 穴位注射法

【選穴】肝俞、足三里、相應的夾脊穴。

【操作】選用維生素 B_1 注射液、100 微克維生素 B_{12} 注射液，每次每穴注射 0.5 毫升，每日或隔日 1 次。

2. 鐳射針法

【選穴】阿是穴。

【操作】用氦－氖鐳射治療儀局部照射，每次 20～30 分鐘，每日 1 次。

3. 三棱針法

【處方】疱疹局部刺絡。

【說明】局部刺絡放血，可使濕熱鬱邪隨血瀉出，以達祛濕清熱，消疹解毒之功。

【操作】局部皮膚清毒，以三棱針點刺（輕者刺皮內，重者刺皮下）4～5 點，加以火罐放血 5～10 毫升，注意不要點刺在疱疹上，應點刺在疱疹間隙。每日 1 次。

4. 耳針法

【常用穴】腎上腺、胸、腹外、神門、壓痛

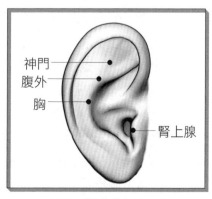

圖 6-14

（圖6-14）。

【操作】強刺激，留針20分鐘，每日1次。

五、臨床應用

（1）婁玉方以梅花針為主治療帶狀疱疹51例。本組51例均經皮膚科確診為帶狀疱疹，並經西醫用抗生素、病毒唑靜脈給藥及服中藥治療後效果不佳而轉針刺治療。其中男性22例，女性29例；年齡最大者75歲，最小者16歲；病程最短2天，最長45天；發於頭面部8例，脇肋部31例，四肢12例，併發化膿感染8例。

【操作】梅花針輕叩疱疹破裂後，即用5毫升注射器抽取病毒唑注射液1～4毫升（依疱疹面積大小而定）灑於破潰疱疹面，如面積較大可用紗布敷蓋，每日1次，疱疹局部不再用任何其他藥物塗抹（婁玉方・梅花針為主治療帶狀疱疹51例・湖南中醫雜誌，2000，16（2）：33）。

（2）梁愛芳等採用截刺療法治療150例帶狀疱疹患者，並與藥物治療150例作對照，取得了滿意療效。

【治療組】設備：上海產G—6805電針治療儀。

【取穴】阿是穴、相應夾脊穴、內庭、公孫，胸脇及其以上部位病變加曲池、支溝、手三里，腰、腹部及其以下部位病變加陽陵泉、足三里、懸鐘。

【操作】採用沿神經走向截刺法，針尖向神經根方向刺入，接G—6805治療儀用疏密波，留針30分鐘，每日1次，5日為1個療程。

【對照組】肌注病毒唑針劑0.2克，日2次，口服維

生素 B₁ 20 毫克，每日 3 次。痛者口服卡馬西平 0.2 克，日 3 次。7 日為 1 個療程。

【結果】治療組 150 例，痊癒 137 例，占 91.3%；有效 12 例，占 8%；無效 1 例，占 0.7%。對照組 150 例，痊癒 82 例，占 55%；有效 30 例，占 20%；無效 38 例，占 25%。兩組治癒率經統計學處理，有顯著性差異（P＜0.01）（梁愛芳，張豔麗・截刺療法治療帶狀疱疹・河南中醫，1999，19（4）：58）

（3）黃南濱應用針灸配合生命資訊儀治療帶狀疱疹 12 例取得顯著效果。

【主穴】大椎、阿是穴。

【配穴】與患部相應的夾脊穴；皮疹發生於上肢的取頸 5～7 的夾脊穴，皮疹發生於下肢的取腰 4 骶 1 的夾脊穴。

【設備】SMS–03 型生命信息儀。

【操作】大椎向上斜刺，得氣為度。阿是穴按神經走向自患部近端向遠端平刺，視患區大小，採用 1.5～4 寸的毫針不等。夾脊穴向脊柱斜刺，得氣後，夾脊穴或大椎穴接生命信息儀導線的正極，阿是穴接負極，留針 45 分鐘至 1 小時，一般治療 3～5 次即可。

【結果】12 例病人均在治療當晚疼痛明顯減輕，安然入睡，其中 7 例經 2 次治療後，疼痛完全消失，皮疹水疱乾枯結痂，治癒。其餘 5 例 5～6 次治療，均治癒。治癒率為 100%（黃南濱・針灸配合生命信息儀治療帶狀疱疹 12 例・上海鐵道大學學報，1999，20（11）：78）。

第六節　黃褐斑

一、概　述

　　黃褐斑中醫稱黧黑斑、蝴蝶斑、妊娠斑、肝斑。是一種面部皮膚出現局限性淡褐色或褐色的色素沉著皮膚病。中醫學對本病記載較早。晉‧葛洪《肘後備急方》稱「肝䵟」。《外科正宗‧薰黑斑》曰：「黧黑斑者，水虧不能制火，血弱不能華肉，以致火燥結成斑黑，色枯不澤。」《外科證治全書‧面部證治》有黧黑斑之稱：「面塵（又名黧黑斑）面色如塵垢，日久煤黑，形枯不澤，或起大小黑斑與皮膚相干」。

　　《外科理例》指出本病好發於女子，多與情志不調有關。《外科大成》不僅有內外治療，而且提出調養宜忌。皮膚損害以對稱分佈於面部的黃褐色斑片，常在顴部呈蝴蝶形為特點。

　　本病多發於中青年女性，以青春期後、妊娠期婦女發病更多。此外，患肝臟疾病、結核、貧血、慢性盆腔炎或其他慢性消耗性疾病時，也可能產生黃褐斑。

二、臨床表現

　　皮損常對稱地發於面頰部、前額、口鼻四周等處，呈黃褐色，大小不等，形態各異，但深淺不定，一般多呈蝴

蝶形，以鼻為中心，對稱分佈在面頰兩側。表面與皮膚相平，無滲水及脫屑，無痛癢感，病程較久，經過緩慢，日曬後加劇。常在春夏季加重，秋冬季減輕。

多發於孕婦或經血不調的婦女，男子或未婚女性亦可罹患。一般分為三型：

1. 肝氣鬱結

顏面部出現黃褐色斑片，常伴有情志抑鬱或易怒，胸脇脹痛，口苦，口乾，便秘等症狀，舌質暗，苔薄白，脈沉細。

2. 肝腎陰虛

面部有黑褐色斑塊，伴有腰膝酸軟，倦怠乏力，手足心熱，夜間加重等症狀，舌紅少苔，脈沉細。

3. 脾虛濕阻

面部斑塊呈黃褐色，伴有神疲，納呆，脘腹脹悶，或帶下清稀等症狀，舌淡，苔膩，脈弦緩。

三、治療方法

處方1

【取穴】三陰交、足三里、顴髎、陽白、四白（圖6-15）。

【操作】穴位局部常規消毒，取用 30～32 號 1.5 寸毫針針刺，三陰交、足三里、顴髎、陽白、四白均直刺，手法宜選用平補平瀉法。

【配穴】取用 30～32 號 1 寸毫針針刺，手法宜用瀉法。每次留針 30 分鐘，每日 1 次，連續 10 天為1 個療程。

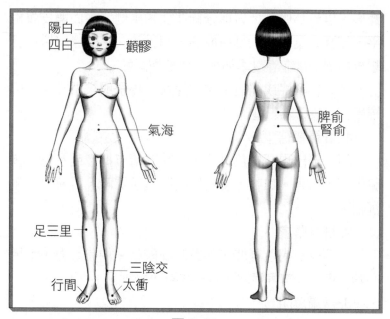

圖 6–15

處方2

【取穴】皮損部位、脾俞、腎俞、三陰交、足三里。

【操作】穴位局部常規消毒。皮損部位用美容針圍刺，平補平瀉。脾俞、腎俞、三陰交、足三里用毫針施以補法，中等刺激。每次留針 30 分鐘，每日 1 次，連續 10 天為 1 個療程。

處方3

【取穴】皮損部位、行間、太衝、氣海、三陰交。

【操作】穴位局部常規消毒。皮損部位用美容針圍刺，平補平瀉。皮損部位、行間、太衝、氣海、三陰交等穴用毫針施以瀉法，中等刺激。每次留針 30 分鐘，每日 1 次，

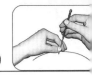

連續 10 天為一個療程。

四、其他療法

1. 耳穴放血

【取穴】主穴：內分泌、肺、神門，配穴：內生殖器、腎或肝及皮質下（圖 6-16），每次只用 1 穴，交替使用。

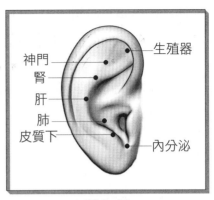

神門　生殖器
腎
肝
肺
皮質下　內分泌

圖 6-16

【操作】患者端坐，預先按摩耳廓使其充血，穴位常規消毒後，毫針點刺放血 2～4，再用消毒乾棉球按壓，貼以膠布保留 24 小時，並避免接觸水，以防感染，隔日放血 1 次，15 次為 1 個療程，療程間隔 1 週，有出血傾向者慎用本法。

2. 刺絡拔罐法

【取穴】大椎、肺俞。

【操作】以大椎穴為三角形頂點，兩肺俞穴為三角形另外兩點，所形成的等腰三角形為刺絡拔罐區，用皮膚針在三角區內叩刺，每次篩選 1～2 個叩刺點，每個叩刺點上形成 15 個左右的小出血點，叩刺後採用閃火法在叩刺點拔罐。隔日 1 次，10 次為 1 個療程。

3. 藥物注射

【取穴】肺俞、心俞、肝俞、脾俞、腎俞，每次選取 2 穴（雙側），交替使用。

【操作】血虛者用 5%當歸注射液 4 毫升，血瘀者用複

方丹參液 4 毫升，每穴 1 毫升，垂直刺入注射，每週 2 次，10 次為 1 個療程，療程間隔 1 週。

4. 耳　針

【取穴】肺、脾、膈、內分泌。

【操作】用毫針淺刺。每日或隔日 1 次，10 次為 1 個療程，平時用王不留行籽按壓，每日按壓 3～4 次，每次 10 分鐘。

五、臨床應用

（1）老錦雄等採用針刺加神闕隔鹽灸治療黃褐斑，將 106 例黃褐斑患者隨機分為兩組，治療組 60 例採用針刺加神闕隔鹽灸治療，對照組 46 例採用單純針刺治療。

【主穴】顴髎、太陽、曲池、血海、三陰交、足三里、肺俞。

【配穴】肝鬱氣滯型加合谷、太衝、肝俞；胃腸積滯型加天樞、中脘、上巨虛；脾腎兩虛型加關元、脾俞、腎俞；失眠加安眠、神門、照海。

【結果】兩組均治療 3 個療程並隨訪 1 個月觀察療效。治療組總有效率為 100%，對照組為 89.1%，二者療效差異有顯著性意義（P＜0.05）（老錦雄，李子勇・針刺加神闕隔鹽灸治療黃褐斑 60 例療效觀察・中國針灸，2005，25（1）：35）。

（2）張俊卿等採用耳穴割治加梅花針叩刺拔罐治療黃褐斑。

【取穴】耳穴取內分泌、膈、面頰；體穴根據臨床辨

證，肝鬱氣滯取肝俞、膈俞，脾氣虛弱型取脾俞、胃俞，肝腎陰虛型取肝俞、腎俞，便秘、便溏者均加大腸俞。

【操作】耳穴常規消毒，手持 11 號直角手術刀片，對準雙耳內分泌、膈，輕劃破皮膚稍出血，而後用消毒棉球壓迫止血。用 0.5 寸毫針點刺面頰。

【體穴】讓患者反騎在椅子上或俯臥在床上，充分暴露背部，消毒皮膚，手持梅花針對準穴位，叩刺 5～7 下，實證重叩，虛證輕叩。用小玻璃火罐閃火法拔在叩刺的穴位上，實證出血 1～3 毫升，虛證微出，留罐 6 分鐘左右，血凝起罐。

【結果】痊癒 43 例，占 34.13%；顯效 62 例，占 49.21%；有效 19 例，占 15.08%；總有效率占 95.41%。有 2 例因疼痛，1 個療程後放棄治療（張俊卿，楊麗雲・耳穴割治加梅花針叩刺拔罐治療黃褐斑 126 例療效觀察・中華現代中西醫雜誌，2004，2（5）：453）。

（3）張毅明等採用局部圍刺；並取內關、郄門、地機、三陰交為主。肝鬱氣滯加太衝、蠡溝；脾虛濕盛加豐隆、陰陵泉；腎陰虧虛加太谿、腎俞。治療黃褐斑患者 78 例，顯效 51 例，占 65.4%；有效 27 例，占 34.6%。總有效率100%（張毅明，劉萍，汪邁青・圍刺結合體針治療黃褐斑 78 例・上海針灸雜誌，2005，24（2）：29）。

（4）植蘭英等採用耳穴注射治療黃褐斑 92 例。

【治療】取耳穴腎、胃、內分泌、耳背肺。伴失眠者加神門。取板藍根針劑 2 毫升，加維丁膠性鈣針劑 1 毫升，抽吸混合後用 4 號一次性針具分別注入上述穴位。前 3 穴刺入深度在皮下，每穴注入藥水約 0.2～0.4 毫升；後

一穴刺入 0.3 寸，注入藥水約 2 毫升。每次注射一側耳穴，隔日 1 次，10 次為 1 個療程。3 個療程後統計療效。

【結果】痊癒 30 例，占 32.61%；顯效 55 例，占 59.78%；有效 7 例，占 7.61%。總有效率為 100%（植蘭英，陳日蘭‧耳穴注射治療黃褐斑 92 例‧上海針灸雜誌，2005，24（1）：22）。

第七節　雀　斑

一、概　述

雀斑是發生於顏面部的一種黃褐色斑點，形狀如雀卵上的斑點，顏色有淺有深，數目多少不定，無自覺症狀。中國醫學認為本病是由於素體虛弱，腎水不能上榮於顏面，火滯鬱結而起淡黑色斑點；或由於平素血熱又觸犯風邪，衛氣失固，內火鬱結於皮毛腠理之間，阻於孫絡，則生雀斑。

現代醫學認為本病有遺傳傾向，為常染色體顯性遺傳病，另外還與日曬等因素有關。研究發現皮損部位黑素細胞體較大，樹枝狀突長而多，黑素細胞內產生的黑素小體增加，基底細胞內黑素顆粒數量增多，從而形成雀斑。

二、臨床表現

本病多見於女性，多自 5～10 歲開始，以後隨年齡增長而逐漸增多，至青春期達到高峰，到老年逐漸減少。皮

損為淺褐色或暗褐色斑點，數目多少不定，皮損常如針尖至米粒大小，呈圓形或橢圓形，邊界清楚，不高出皮膚，既無紅腫，亦無脫屑。

　　好發於面部，尤以鼻梁部及顴頰部多見，對稱分佈，重者可累及頸部、手背及前臂伸側，甚至胸、背、四肢，一般無自覺症狀。日曬後顏色加深，數目增多。春夏季較重，秋冬季較輕。

三、治療方法

處方1

【取穴】大椎、三陰交、曲池、足三里。

【配穴】肝俞、腎俞、脾俞、膈俞、血海、合谷（圖6–17）。

【操作】主穴每次必用，配穴每次選3～4穴，雙側交替使用。穴位局部常規消毒後，取用30～32號1.5寸毫針針刺，中等強度刺激，施以平補平瀉手法，每日1次，10次為1個療程。

處方2

【取穴】迎香、印堂、神庭、巨闕、合谷、足三里、三陰交（圖6–17）。

【操作】穴位局部常規消毒後。面部選擇美容針，其他穴選用常規毫針。面部穴位快速進針時，針體與皮膚呈30度角，左手夾持皮下組織，右手快速進針，不行手法，留針20分鐘。體針得氣後施以平補平瀉手法，然後體針接電療儀，疏密波，每日1次，每次10分鐘，10次為1個療程。

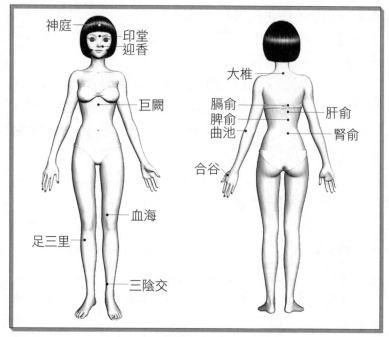

圖 6-17

四、其他療法

1. 火針療法

【取穴】雀斑局部。

【操作】患者取仰臥位，雀斑部經常規消毒，醫者左手持酒精燈，右手拇指、食指持針柄，將針在燈上燒到尖端發紅時，對準斑點迅速點刺，斑點立即變灰白色後結痂，10～15 天痂皮自行脫落，斑點消除，不留瘢痕。有時脫落後，局部皮色呈液粉狀，1 週後皮色可恢復正常。注意不要過深，治療後局部用消毒棉敷蓋，並用膠布固定。

2. 外治法

（1）玉肌散（《外科正宗》）：綠豆 250 克，滑石、白芷、白附子各 6 克。共研為細末，每日取 10 克左右，溫水調，擦洗患處後，再塗潤肌膚。

（2）時珍正容散（《醫宗金鑒》）：豬牙皂角 20 克，紫背浮萍 20 克，烏梅肉 10 克，甜櫻桃枝 20 克，鷹矢白 6 克。上藥共研細末，鮮乳汁或水調為糊，外塗，每日 1～2 次。

3. 脫色法

10% 過氧化氫或 10% 次硝酸軟膏塗患處，可使雀斑顏色變淡。

4. 腐蝕療法

25% 石炭酸乙醚或 30% 三氯乙酸溶液點塗。使用腐蝕療法一定要有經驗的醫務人員操作，寧淺勿深，若使用不當，可形成瘢痕及色素沉著。

5. 耳　針

【取穴】選用內分泌、面頰、交感、腎上腺、肺、腎（圖 6-18）。

【操作】用毫針淺刺。每日或隔日 1 次，10 次 1 個療程，平時用王不留行籽按壓，每日按壓 3～4 次，每次 10 分鐘。

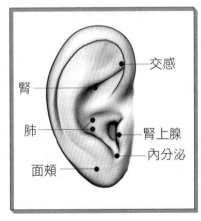

圖 6-18

6. 艾　灸

【取穴】合谷、曲池、

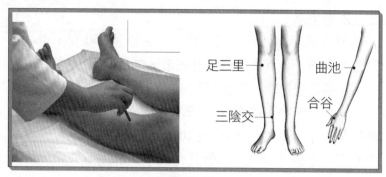

足三里　　曲池

三陰交　　合谷

圖 6-19

足三里、三陰交穴（圖 6-19）。

【操作】將艾條的一端點燃，對準穴位，距皮膚約 2～3 公分，進行薰熨，使局部有溫熱感而不產生灼痛。每處灸 15～20 分鐘。至皮膚紅暈為度。開始灸時可每日或隔日 1 次，待灸過一段時間後（一般 10 次左右），可減少施灸次數，每週灸 1 次或每月灸 1～2 次。

五、臨床應用

（1）錢濟峰選用主穴迎香、印堂、神庭、巨髎。配穴取合谷、足三里、三陰交。得氣後施以平補平瀉手法 3～6 分鐘，然後接上 G6805 型電針儀。頻率採用疏密波，電量適度為宜，逐漸遞增。每次 30 分鐘，隔日 1 次。

治療 30 例雀斑患者，痊癒 9 例，顯效 10 例，有效 7 例，無效 4 例。總有效率 86.67%（錢濟峰・針刺治療雀斑 30 例・上海針灸雜誌，1992，11（3）：23）。

（2）何岩等選用迎香、巨髎為主穴。配穴取合谷、足

三里、曲池、血海。

【操作】兩側交替使用。面部穴位用毫針沿皮斜刺，用夾持進針法，其他穴位用毫針直刺。得氣後施以平補平瀉手法。留針 30 分鐘，中間快速捻針 3 次，每次 1 分鐘，起針後，配穴加用艾條溫和灸 5 分鐘。每日 1 次，30 次為 1 療程。

【結果】1～3 個療程觀察療效。治療 112 例雀斑患者，痊癒 35 例，占 31%；有效 68 例，占 61%；無效 9 例，占 8%（何岩，杜素琳，唐僖·針灸治療雀斑 112 例·河北中醫學院學報，1996，11（4）：32）。

第八節　尋常疣

一、概　述

尋常疣中醫稱千日瘡、枯筋箭、疣目，俗稱「刺瘊」、「瘊子」等。是一種感染病毒後所引起的增生性皮膚病，多發於手指、手背、足緣部位的一種突起的、圓形的、有粗糙角質性隆起的丘疹。以獨立的堅實丘疹如粟粒或紅豆大小，表面粗糙，狀如花蕊為其特徵。

《諸病源候論》稱疣目；「疣目者，人手足邊忽生如豆，或如結筋，或五個，或十個，相連肌裏，粗強於肉」。《外科啟玄》曰：「此瘡如魚鱗，生於人手足上，又名瘊子，生千日自落，故名之。」《五十二病方》中指出：「尤，取蔽蒲席若籍之弱，繩之，即燔其末，以灸尤末；

熱，即拔尤去之。」

二、臨床表現

初起的損害為針頭大小，漸至黃豆大的乳頭狀角質隆起，呈半球形或多角形，呈淺白色、灰色、淡黃色、黃褐色或淺褐色，表面粗糙不平，蓬鬆枯槁，頂端可分裂呈刺狀，數目不定，一個至數個，或是本來只有一個「母疣」，以後逐漸增多，有時可呈群集狀，好發於手足背、手指、足緣，或甲廓等多處，亦可見於頭面部。常侵犯兒童及青少年。

一般無自覺症狀，用手擠之稍有壓痛，若碰撞或摩擦後容易出血，生於指甲邊緣者可向甲下蔓延增大，頂部指甲引起疼痛。生於足緣或足趾間的稱距疣，表面角化，粗糙不乾，呈圓形，摩擦易出血，碰觸或行走時則痛。生於頭皮、手指或足趾間的疣如指頭突起，稱指頭疣，常因梳頭或搔抓擦破。生於眼瞼、頸項間的為細軟的絲狀物，皮色正常或棕灰色，散在生長，形如小刺倒立在皮膚上，稱絲狀疣，易脫落，多見於老年患者。

也可發生於任何其他部位，甚至在鼻孔、舌面、耳道內或唇內側，不引起任何自覺症狀。

三、治療方法

處方1

【取穴】疣體。

【操作】疣體局部常規消毒，取用 30～32 號 1 寸毫

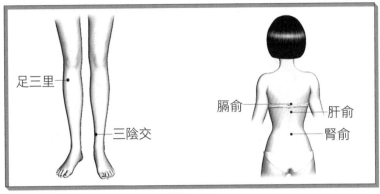

圖 6-20

針，左手捏緊疣體基底部，以減輕針刺疼痛，在疣體中心快速進針至疣底部，在疣體與正常皮膚交界處向疣體中心圍刺，留針 30 分鐘，3 天 1 次，3 次為 1 個療程。

處方2

【取穴】局部皮損、肝俞、腎俞、膈俞、三陰交、足三里（圖 6-20）。

【操作】局部常規消毒後，局部圍刺用平補平瀉，肝俞、腎俞、膈俞、三陰交、足三里等穴用補法，中等刺激，每日 1 次，每次留針 30 分鐘，10 次為 1 個療程。

四、其他療法

1. 穴位注射療法

【取穴】外關、曲池、足三里、疣體根部。

【操作】每次取 2 穴，常規消毒，用注射器抽取板藍根注射液或生理鹽水，用 5 號牙科針頭刺入穴位，得氣回

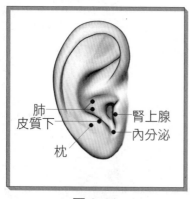

肺
皮質下
枕
腎上腺
內分泌

圖 6-21

抽無血後將藥液緩緩注入，交替取穴，每日或隔日 1 次，每穴注入 0.5～2 毫升。

2. 局封療法

【操作】選取聚肌胞注射液，從疣體基部進針，每個疣體注射 0.1～0.2 毫升，直至疣體略顯蒼白色為止，3～4 天 1 次。

3. 消痔靈注射療法

【操作】局部常規消毒後，用 2%利多卡因注射於疣基底部 0.5～1 毫升，輕揉患部約 0.5 分鐘，用消痔靈注射液於疣體中心刺入達基底部，不可刺太深，根據疣體大小，注入 0.3～0.5 毫升。

4. 耳針療法

【取穴】皮質下、內分泌、枕、腎上腺、肺、相應發病區（圖 6-21）。

【操作】每次選 3～4 穴，常規消毒耳廓，用毫針強刺激，留針 30 分鐘，每日 1 次，10 次為 1 個療程。也可用皮膚針埋針法或王不留行籽壓穴法，囑病人自行按壓，每日 3 次，每 3 天換 1 次。

5. 艾灸療法

【取穴】疣體、疣體所在經絡鄰近穴。

【操作】將艾炷置於疣體頂部，大小與疣相同，用火點燃，待艾炷燃燒完畢，可聽到疣組織的爆裂聲，灸 1～2 壯後，頂端焦黑即可，如怕痛或疣體較大者，可在灸前於

疣體以 1% 普魯卡因注射局麻。治療 3～5 次後，疣體多可鬆動，用鑷子夾住疣體，將其拔除，再用消毒的手術刀片輕輕刮淨基底，並在創口上塗搽 2% 龍膽紫或其他消毒藥膏，外用紗布包紮。

五、臨床應用

（1）季麗紅從患者的皮損中找出「母疣」（即最早出現，大而粗糙的皮損）或疣體較大者，局部皮膚做常規消毒，術者手持 6 號平頂火針在點燃的酒精燈上燒灼，至針體通紅時，迅速而準確地從選好的疣中心刺入疣根部，刺入迅速出針，不留針。

再用紅針在疣體邊緣散刺幾針（針數視病人疣體小而定，一般為 3～5 針），每週治療 1 次。

【結果】28 例均告治癒，治癒率 100%，其中，經 1 次治療治癒者 23 例，經 2 次治療治癒者 5 例（季麗紅‧火針散刺治療尋常疣 28 例‧針灸臨床雜誌，2000，16（1）：22）。

（2）王亞美採用針刺植入自體疣組織包埋治療尋常疣、扁平疣。

用尖刀切下疣體組織大約 1 毫米 2～3 個，用針刺法種植於患者一側前臂屈側中段肌層內，連續觀察 6 個月。

【結果】60 例患者，痊癒 49 例，占 81.67%。無效 11 例，占 18.33%（王亞美，等‧針刺植入自體疣組織治療尋常疣、扁平疣 60 例療效觀察‧嶺南皮膚性病科雜誌，2005，12（2）：147）。

第九節　扁平疣

一、概　述

　　扁平疣是疣的一種，為皮膚良性贅生物，以針頭到粟粒大小的扁平丘疹為臨床特徵。任何年齡均可發病，但以青少年，尤其是青春期前後的少女居多。好發於顏面、手背或前臂等處，為較常見的損美性皮膚疾病。

　　中國醫學稱本病為「扁瘊」，歷代文獻中又稱為「晦氣瘡」、「疣瘡」。《靈樞‧經脈》篇：「虛則生疣」。《備急千金要方》：「疣目，著灸炷疣目上，艾灸三壯即除。」《針灸資生經》：「疣目，著艾炷疣目上灸之，三壯即除。支正治生疣目。」《醫宗金鑒》：「灸瘢風及贅疣諸痣奇穴，其穴在左右手中指節宛宛中，俗名拳尖是也。」中國醫學認為本病多由飲食不節、脾失健運、內生濕熱、鬱於肌膚，復又外感風熱、熱客於肌表，氣血凝滯而發；或肝虛血旺，肝火內動，復感毒邪，熱毒瘀結於肌膚而生。

　　現代醫學認為，本病是因感染了人類乳頭瘤病毒引起的表皮良性贅生物，由直接接觸而傳染的。免疫功能缺陷或偏低的人，易感染發病。

二、臨床表現

　　本病潛伏期約 1～20 個月，平均為 4 個月。皮膚扁平丘

疹，大小如針尖至粟粒樣，呈圓形、橢圓形或多角形，界線清楚，表面光滑，略高出於皮膚表面，觸之較硬，呈淺褐色、灰白色或正常皮色，疣體大小不等，數目有多、有少，可數十個至數百個或更多，多數散在分佈，或密集成群，也可互相融合，有的因搔抓致使丘疹沿抓痕呈條狀分佈。

略有癢感，無其他自覺症狀。好發於面部、手背、前臂、頸項等處，尤以面部額、頰、下巴等處最多。

本病病程進展緩慢，有時可在數週或數月後突然消失，亦可持續多年不癒，癒後不留疤痕。但有復發現象。

三、治療方法

處方1

【取穴】風池、曲池、合谷、太陽、陽白、血海、局部取穴（圖 6-22）。

【操作】以上諸穴均用瀉法，面部穴位，針尖向病變部沿皮刺，留針 20～30 分鐘，母疣正中採用粗針強刺激，取 26～28 號毫針，左手捏緊母疣基底部，以減輕針刺疼痛，右手持針在母疣中心快速進針至疣底部，用大幅度快速捻轉提插 30 次左右，然後搖大針孔，迅速出針，放血 1～2 滴。

處方2

【取穴】疣體局部、頰車、曲池、足三里、中封、三陰交（圖 6-22）。

【操作】疣體局部、中封用瀉法，頰車、曲池、足三里、三陰交等穴用補法，中等刺激。每日 1 次，每次留針

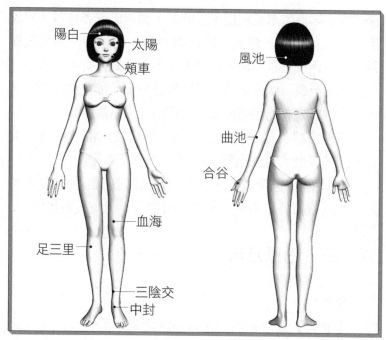

圖 6-22

30 分鐘，10 次為 1 個療程。

四、其他療法

1. 耳針療法

【選穴】神門、肺、腎、皮質下、內分泌、面額等相應部位（圖 6-23）。

【操作】埋針或壓丸，囑患者每日輕揉埋針部或壓丸處 3～4 次，冬天 5 日換 1 次，夏天 2 日換 1 次。10 次為 1 個療程。

2. 艾灸療法

在局部皮損的部位，採用艾炷灸或艾條灸。每次灸約 10～15 分鐘，灸至疣體及底部和周圍皮膚潮紅，勿燙傷皮膚，每日 1 次，10 天為 1 個療程。

3. 穴位注射板藍根療法

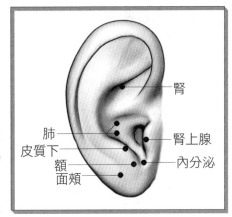

圖 6-23

【取穴】外關、曲池、足三里、三陰交。

【操作】每次上下各取 2 穴，4 個穴位交替使用，抽取 8 毫升藥液，每個穴位 2 毫升，每日 1 次，7 次為 1 個療程。

4. 刮法加清栓酶外用療法

局部常規消毒後用刮匙將扁平疣隆起於皮表部分刮除，出現點狀出血，隨將清栓酶注射液直接塗於刮治皮損處，每日 1 次，第 2 次以後的治療只塗藥，不再刮治皮疹，數量多者分批進行。

5. 耳輪放血法

【取穴】耳尖、輪 1～輪 6。

【操作】常規消毒後，每次取 1 穴，用三棱針點刺，然後用消毒棉簽將自然流出的血液吸去，反覆吸血約 6～8 滴後，再用消毒棉球按壓止血，隔日 1 次，各穴位交替使用，5 天為 1 個療程。

6. 皮膚針療法

【取穴】頸、胸椎兩側足太陽膀胱經項背部第一側線、皮損局部。

【操作】項、背部經線，從上至下叩刺3遍，中等刺激。以皮膚潮紅為度，皮損局部用強刺激重叩之，使丘疹滲血為止。

五、臨床應用

（1）任建軍選取耳穴：肺、神門、內分泌、皮質下及患處在耳部穴相應部位。在一側埋針，左右交替，每次留針3天，每天按壓3次，埋針10次為1個療程。

【結果】治療59例，總有效52例，占88.1%，其中痊癒26例，占44%，顯效22例，占37.2%。（任建軍‧耳穴埋針治療扁平疣59例‧針灸臨床雜誌，2006，22（1）：31）

（2）任昶等以隨機的分組方式將54例患者分為針刺組和藥物組，針刺組以阿是、足三里、血海、中渚、合谷、曲池為主穴，根據辨證和病變部位相結合的方法取穴，隔日針刺1次，每次15～20分鐘，10次為1個療程，共治療2個療程。藥物組單純接受藥物治療，連續治療60天。

【結果】針刺組有效率80.65%，藥物組有效率52.17%，兩組療效差異有統計學意義（P＜0.05）。說明針刺療法對扁平疣的數目減少、疣面積縮小有明顯療效（任昶，高永輝‧針刺治療扁平疣臨床觀察‧針刺研究，

2005，30（2）：113）。

（3）謝松林採用穴位注射為主治療扁平疣，選用肺俞、曲池、血海、足三里、三陰交；耳垂中點。每次取一側，兩側交替使用。取 5 毫升一次性注射器，抽取三氮唑核苷注射液 2 毫升，加生理鹽水至 5 毫升。常規消毒各穴位後，將準備好藥物的針頭快速刺入穴位，行上下提插手法，得氣後回抽無血即可慢慢注入藥物 1 毫升。再取一側耳垂中點，常規消毒後用三棱針點刺，擠壓局部放血少許。隔日 1 次，5 次為 1 個療程，休息 5 天，再繼續下 1 療程。治療 2 個療程。

【結果】共治療 86 例，痊癒 63 例，占 73.26%；顯效 13 例，占 15.12%；有效 5 例，占 5.81%；無效 5 例，占 5.81%。總有效率 94.19%（謝松林・穴位注射為主治療扁平疣・江蘇中醫藥，2002，23（9）：17）。

（4）司在和採用黃芪60 克、黨參 40 克、敗醬草 24 克、蒲公英 30 克、白花蛇舌草 30 克、虎杖 15 克、炮山甲 10 克、皂刺刺 10 克，白鮮皮 18 克，炙甘草 5 克。皮疹色紅者加銀花、黃芩、蚤休；疹色紫滯，皮疹範圍大者加三棱、莪朮；瘙癢明顯者加蜂房、烏蛇；食慾減少，胃脘不適者加白朮、茯苓。每日 1 劑，水煎服，分早晚 2 次口服。本方具有清熱解毒，補氣活血的作用。用此法治療共 173 例。

【結果】治癒（皮損全部消退）93 例；顯效（皮損消退 70%以上）25 例；有效（皮損消退 30%以上）51 例；無效（皮損消退 30%以下）4 例。總有效率 97.1%（司在和・消疣靈治療扁平疣 173 例・河南中醫，1990，（6）：27）。

（5）羅文峰等採用貫眾 20 克，細辛 10 克，白花蛇舌

草30克,蒲公英30克,虎杖30克,土茯苓30克。上述中藥加清水1000毫升,煎500毫升,待藥溫在45℃左右,先用藥液擦洗患處,再用藥液濕潤毛巾濕敷患處,時間為10～25分鐘,每天1次。此法具有活血、解毒、散結的作用。對照組用病毒唑0.2克肌注,每天1次,口服左旋咪唑50毫克,每天1次。

【結果】臨床觀察98例,治療組58例,連續治療4週後,結果治癒47例,好轉6例,無效5例,總有效率達91.4%;對照組40例,治癒3例,好轉10例,無效27例,總有效率32.5%。二組總有效率比較,差異有顯著性意義(羅文峰,羅文英‧治疣湯外洗治療扁平疣58例‧新中醫,2000,(9):47)。

第十節 傳染性軟疣

一、概 述

傳染性軟疣又叫鼠乳、水瘊。《諸病源候論》云:「鼠乳者,身面忽生肉,如鼠乳之狀,謂之鼠乳也。」是一種常見的病毒性良性贅生物。

本病以兒童及青少年多見。病變以皮膚出現粟粒及黃豆大小半球形丘疹、呈灰白色或珍珠色。表面有蠟樣光澤,中央凹陷形如鼠乳。可以從中擠出豆腐渣樣物質。一般分佈於軀幹、四肢、肩胛、陰囊或眼瞼等處。

傳染性軟疣西醫認為是痘病毒中的傳染性軟疣病毒感

染所致，中醫認為風邪搏於肌膚，兼感毒邪所致。

二、臨床表現

　　初起為針帽至粟粒大小半圓形丘疹，逐漸增大至綠豆大或豌豆大，表面蠟樣光澤，呈微紅或正常膚色，中央有臍凹，刺破後可擠出白色粉狀小體，自覺瘙癢。皮疹的數目不定，由數個至數十個相繼出現，可發生於任何部位，往往散在分佈於面部、頸部、臀部或軀幹部，甚至口腔黏膜及眼結膜上，不融合，可因搔抓或自身傳染而擴散。有時皮損自然消退，不留痕跡。

　　少數病人的皮疹較大而稱巨大軟疣，容易發生繼發感染，以兒童和青年人常見。

三、治療方法

處方1

【取穴】局部取穴、列缺、合谷、足三里、大骨空（圖6-24）。

【操作】穴位局部常規消毒後，取用 28～30 號毫針，快速進針，得氣後留針30 分鐘，每日 1 次，10 天為 1 個療程；局部取穴時，將消毒針直刺疣體中心，有

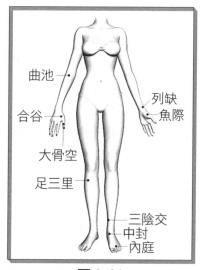

圖 6-24

酸重感時捻針 5～7 次撥出。

　　處方2

　　【取穴】局部取穴、魚際、內庭、中封、曲池、三陰交、足三里（圖 6-24）。

　　【操作】穴位局部常規消毒後，魚際、內庭、中封、曲池等穴用瀉法，三陰交、足三里用補法，中等刺激。每日 1 次，每次留針 30 分鐘，10 次為 1 個療程。

四、其他療法

1. 三棱針刮除法

　　清潔皮膚後，用 1～2%碘酊消毒。75%酒精脫碘後，手術者戴手套，取經消毒的三棱針挑破疣體旁皮膚，擠出軟疣小體，注意一定要破壞兜囊，以避免復發，然用 5%碘酊點入囊內，一週內不洗澡，避免感染。數目多者可分次刮除。

2. 刮疣療法

　　疣體局部消毒後用刮匙將疣體刮去，疣體刮除後創面滲血較多者可用棉簽壓迫出血，然後在創面外撒雲南白藥粉。

3. 鉗夾療法

　　用消毒後的彎式止血鉗靠疣體根部夾住，用力夾下並向外牽引拔除，創口一般無需壓迫，滲血很快自然停止，無需包紮，自然結痂而癒。

五、臨床應用

　　（1）向紅兵等將黏附劑塗於疣體上（以防止艾炷脫

落）。然後將點燃的艾炷置於疣體上。術者聽見劈啪響聲即可取下艾炷，再行第二壯。一般行 2～3 壯即可。以疣體頂端呈黃色或黑色為度，只需治療 1 次。

【結果】32 例中，21 例於 7 天內疣體脫落，8 例於 10 天內疣體脫落，2 例於 15 天內疣體脫落。1 例無效，32 例中未見感染和不良反應，總有效率為 96.7%（向紅兵，童明歐，楊東・艾炷灸治療傳染性軟疣 32 例臨床觀察・瀘州醫學院學報，2005，28（3）：230）。

（2）周書祥等採用暗瘡針，一端是尖，另一端是環形。

【操作】① 將暗瘡針常規高壓消毒。② 皮損常規消毒。③ 術者左手將皮損處皮膚繃緊，右手持針，將環形一端按壓住疣體左側與皮膚成 35 度角，突然向右水平方向使力，疣體即被刮除，然後塗上 2% 碘酊即可。④ 刮除後在創口每日塗擦碘酊 2 次，連續 3 天。

【結果】986 例病人一次性治癒 951 例，有 35 例又經第二次治療後痊癒（周書祥，徐學益・暗瘡針治療傳染性軟疣 986 例・皮膚病與性病，2002，24（4）：23）。

（3）聶苗等選擇細號單頭火針，依據發病部位，順時針轉體分別治療。局部用碘絡酮消毒。酒精燈加熱針尖至白熱化，疾速垂直點刺疣體中心部位。

【結果】62 例中痊癒 45 例，占 72.6%，好轉 16 例，無效 1 例，總有效率 98.4%（聶苗，劉小芬・火針治療傳染性軟疣 62 例陝西中醫，2003，24（7）：644）。

第十一節　風　疹

一、概　述

　　風疹相當於西醫的蕁麻疹，是一種以皮膚出現紅色或白色風團、突然發作、發無定處、時隱時現、瘙癢劇烈、消退後不留痕跡為特點的皮膚病。

　　本病是一種常見多發的皮膚病。其特徵為皮膚上突然出現紅色或白色風團，大小形態不一，可相互融合成片，持續時間可長可短，部分可自行消退不留痕跡，瘙癢劇烈。發病無論季節、男女、老幼，少數病人反覆發作，病程遷延，經久不癒。

　　本病屬西醫學過敏性疾患，是皮膚黏膜血管擴張、通透性增強而產生的一種瘙癢性、局限性、暫時性的表皮或黏膜的水腫反應。皮膚真皮表面毛細血管炎變、出血及水腫為其病理基礎。

二、臨床表現

　　本病主要症狀為自覺皮膚瘙癢，繼而皮膚出現鮮紅色或蒼白色風團，時隱時現，瘙癢不堪，消退後不留痕跡為特點。少數僅有水腫性紅斑，風團的大小和形態不一，發作時間不定，發無定處，疹塊可局部出現，亦可泛發全身，搔抓後可相互融合成片，亦可新發條索狀疹塊，風團

持續數分鐘至數小時，少數可長至數天後消退，不留任何痕跡，皮損反覆或成批出現，以傍晚發作較多，由於劇癢可影響睡眠，極少數病人可不癢。

風團常泛發，也可局限，有時合併血管性水腫，偶爾風團表面形成大疱，水疱蠶豆大或指甲大，疱壁緊張，內容清，部分患者可出現皮膚劃痕試驗陽性。

其中，起病急驟，風團色紅，捫之掀熱，瘙癢劇烈，發生迅速，消退亦快，舌紅苔黃脈浮數者為實證；風團反覆發作，遷延數月或數年，勞累後則發作或加劇，神疲乏力，舌淡苔薄，脈濡細者為虛證。

三、治療方法

處方1

【取穴】大椎、曲池、合谷、血海、膈俞、天井、三陰交（圖 6-25）。風犯陽經者取大椎、血海、足三里、百會、風池；濕犯脾經者取脾俞、曲池、足三里；血燥生風犯肝經者取三陰交、血海。

【鄰近取穴】頭面部皮損取絲竹空、迎香、風池、百會。下肢皮損取伏兔、風市、足三里、委中。

【操作】局部常規消毒後，取用 30～32 號 1.5 寸毫針，捻轉進針，中等度刺激，有針感後留針 30 鐘，行捻轉提插瀉法 3～4 次。每日 1 次，10 次為 1 個療程。

處方2

【取穴】曲池、曲澤、合谷、列缺、肺俞、魚際、神門、內關（圖 6-25）。

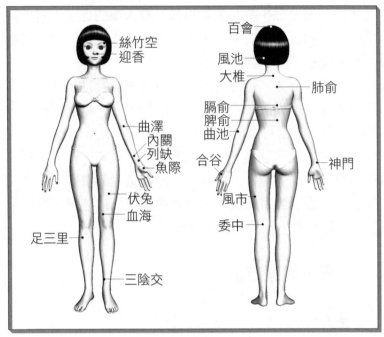

圖 6-25

【操作】局部常規消毒後，針刺以瀉法為主，除肺俞斜刺 1.6～2.5 公分，神門針刺 0.6～1.3 公分外，餘穴均直刺 1.6～5 公分，留針 20 分鐘，如係反覆發作者可每日 1次，10 次為 1 個療程。

四、其他療法

1. 三棱針點刺法

分別在雙耳尖、雙中指尖、雙足二趾尖，常規消毒後，用三棱針點刺，擠捏出血液少許，隔日 1 次。

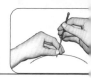

2. 耳針療法

選取神門、肺區、枕部、蕁麻疹區、腎上腺、內分泌等穴（圖6-26），針刺留針 1 小時，每日 1 次，左右交替，隔日輪換。

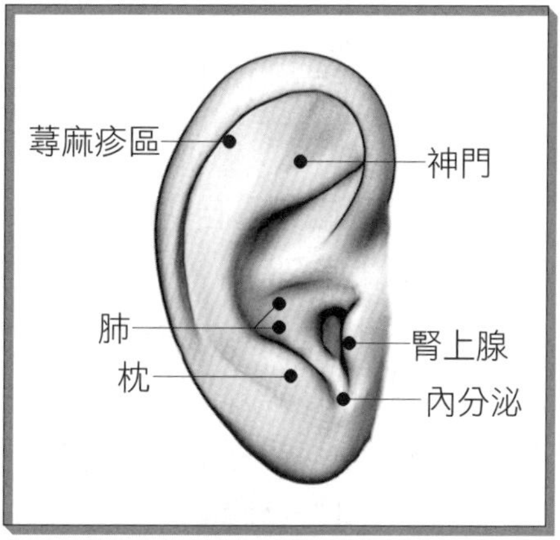

3. 耳背靜脈放血療法

耳背常規消毒後。向前捲曲耳背、視耳背靜脈，用刀片割治放血少量後，用無菌紗布包蓋，每 3 日 1 次，5 次為 1 個療程。

圖 6-26

4. 穴位注射療法

取肺俞、曲池、三陰交、足三里、血海，每次取 2 穴。

【藥物選擇】2%的普魯卡因注射液 2 毫升注射穴內。每日 1 次，7 次 1 個療程。

5. 鹽　浴

熱水 3000～5000 毫升注入浴池，加食鹽 2000 克溶解，以飽和為度，坐浴其中，溫度以能忍受為宜，反覆清洗全身，洗後自然晾乾。局部留有白色結晶不必沖洗，蓋上被子使其出汗。本法適用於風疹塊遍起全身者，有迅速止癢消除疹塊之效。

五、臨床應用

（1）黃志剛等自 1998 年以來，採用針刺加拔罐法治療慢性蕁麻疹 78 例，並設西藥對照組 39 例進行對照比較。117 例均為門診患者，全部病例均符合慢性蕁麻疹診斷標準，按接診順序隨機分為 2 組。

【針刺加拔罐組】（治療組）78 例，其中男 50 例，女 28 例；年齡 12～55 歲，平均 32.3 歲；病程 1 個月至 1 年者 46 例，1～2 年者 20 例，2 年以上者 12 例，平均 1.2 年。

【對照組】（西藥組）39 例，其中男 25 例，女 14 例；年齡 10～52 歲，平均 30.7 歲；病程 1 個月至 1 年者 23 例，1～2 年者 9 例，2 年以上者 7 例，平均 1.4 年。

2 組在年齡、性別、病程等方面均無顯著性差異（P＞0.05），具有可比性，治療前全部患者均無心、肝、肺、腎等疾病。

【治療組】取雙側曲池、血海、足三里穴位局部常規消毒後，用直徑 0.3 毫米，長 40 毫米毫針快速刺入穴位，針刺得氣後施以平補平瀉法，每隔 5 分鐘行針 1 次，留針 30 分鐘，每日 1 次，10 天為 1 個療程，休息 3 天後進行下 1 個療程。

【拔罐】令患者俯臥位，在其背部沿督脈及膀胱經用玻璃火罐走罐數次，至皮膚潮紅、充血為止。小兒走罐的次數與拔罐力量相應減少。

【對照組】口服撲爾敏 4 毫克，每日 3 次；賽庚啶 2 毫克，每晚 1 次；維生素 C 0.2 克，每日 3 次；維生素 B_6

20 毫克，每日 3 次。6 天為 1 個療程。

兩組患者在治療期間，忌食蝦、蟹、辣椒等刺激性食物，盡可能減少寒冷刺激及日光照射，兩組均治療 3 個療程。治療組治癒 34 例，占 34.6%，好轉 39 例，占 50.0%，未癒 5 例，占 6.4%，總有效率 93.6%。對照組治癒 9 例，占 23.1%，好轉 20 例，占 51.3%，未癒 10 例，占 25.6%，總有效率 74.4%。治療組與對照組比較，治癒率 P＜0.05，總有效率 P＜0.01（黃志剛，尤斌・針刺加拔罐治療慢性蕁麻疹 78 例・福建中醫藥，2003，34（6）：16）。

（2）張曉靜等應用針灸治療頑固性蕁麻疹 45 例，45 例中男 27 例，女性 18 例；年齡最大者 58 歲，最小者 8 歲；病程最長者 4 年，最短者 3 個月。

風團樣皮損以軀幹部為主者 30 例；以四肢部為主者 15 例。45 例均瘙癢劇烈，併發腹痛者 8 例，大便乾燥者 10 例。

【操作】將皮膚常規消毒，取血海、三陰交、曲池三穴。軀幹部為主者配以風池穴；四肢部為主者配合足三里、合谷穴，均使其感到酸、痛、脹、麻為度，10 天為 1 個療程。

【結果】1 療程痊癒者 15 例，2 療程痊癒者 30 例。隨訪 1 年，均未復發，總有效率 100%（張曉靜，張成勤・針灸治療頑固性蕁麻疹 45 例・針灸臨床雜誌，2000，16（10）：8）。

（3）曹紅將病例隨機分組，治療組 45 例，治療組使用六神丸埋壓耳穴、腧穴；對照組使用撲爾敏 4 毫克，每日 3 次，6 天為 1 個療程。

【耳穴】肺、脾、肝、內分泌；

【腧穴】陰陵泉、血海、風池、風門、大椎、孔最、太衝、曲池、三陰交、足三里。

【結果】治療組 45 例中，痊癒 30 例，有效 12 例，無效 3 例。對照組 45 例中，痊癒 28 例，有效 11 例，無效 6 例。兩組療效比較有顯著性差異（P＜0.05）（曹紅，丁柏林‧六神丸埋壓耳穴、腧穴治療蕁麻疹療效觀察‧寧夏醫學雜誌，2003，25（3）：173）。

（4）張栩等取足三里膀胱經背俞穴，第一胸椎至第五腰椎脊柱兩側三寸以內區域，常規消毒，用梅花針由上而下中等度呈面形叩刺，每日 1 次，每次 10～15 分。對照組取曲池（雙）、血海（雙）、風市（雙）、風池（雙）、大椎，1～1.5 寸毫針直刺或斜刺，施捻轉平補平瀉手法，得氣後留針 30 分鐘，每隔 5 分鐘行針一次。兩組患者均治療 5 天後判定療效。

【結果】治療組 40 例，其中痊癒 24 例，有效 15 例，無效 1 例；對照組 30 例，其中痊癒 14 例，有效 10 例，無效 6 例。兩組療效比較有顯著性差異（P＜0.01）（張栩，王曉瓊‧梅花針治療癮疹臨床療效觀察‧中華臨床醫藥雜誌 2003，（62）：103）。

（5）周玲先在患者背部足太陽膀胱經從肺俞穴至胃俞穴處，循經用大號火罐拔罐 10 分鐘後，取下火罐。再取大椎、曲池、合谷、血海、三陰交等穴，用 1.5 寸毫針針刺，留針 20 分鐘。每日針治 1 次。

【結果】治療 54 例，其中癒 46 例，好轉 5 例，未癒 3 例（因畏針而中斷治療）。總有效率為 94.44%（周玲‧

針刺加拔罐治療癮疹 54 例・雲南中醫中藥雜誌，2004，25
（4）：29）。

第十二節　神經性皮炎

一、概　述

　　神經性皮炎是一種常見的皮膚神經功能障礙性皮膚
病，又稱慢性單純性苔蘚。本病最多發生於頸部背側的衣
領摩擦部位，因此在中國醫學中稱為「攝領瘡」，又因皮
膚增厚，發生苔蘚樣變化，如牛領之皮，厚而且堅，故又
名「牛皮癬」。

　　現代醫學認為，本病病因可能與神經系統功能障礙，
大腦皮質興奮和抑制過程平衡失調有關，精神因素被認為
是主要誘因，情緒緊張、工作過勞、恐怖焦慮都可促使皮
損發生和復發。摩擦、搔抓、多汗或其他機械物理性刺激
及昆蟲叮咬也易誘發。

二、臨床表現

　　皮損多局限於頸項部，其次是額部、眼瞼、骶部、四
肢伸側、外陰等處，嚴重者可播散全身。常呈對稱分佈，
亦可沿皮膚皺褶或皮神經分佈呈線狀排列。

　　初期局部皮膚先有瘙癢感覺，經搔抓或摩擦，皮膚迅
速呈苔蘚化，患部皮膚肥厚，皮紋加深，皮膚表面被互相

交叉的皮紋劃成很多的斜方形，多角形或菱形小面，上覆少許鱗屑。陣發性奇癢，入夜尤甚，搔之不知痛楚，情緒波動時往往瘙癢加劇，以致更加瘙癢，越癢越搔，皮損越加重，形成惡性循環。因瘙癢常有抓痕、血痂，從而形成苔蘚化。本病病程緩慢，常數年不癒，時有減輕，但易復發。一般夏季加重，冬季緩解。

三、治療方法

處方1

【取穴】曲池、血海、三陰交、神門（圖6-27）。

【操作】穴位常規消毒後，取用 30～32 號 1.5 寸毫針針刺，手法宜選用平補平瀉法。每次留針 30 分鐘，每日 1 次，連續 10 天為 1 個療程。療程間休息 2 天。

處方2

【取穴】風池、曲池、大椎、委中、血海、肝俞、膈俞、皮損局部（圖6-27）。

【操作】體強者可用瀉法，病久體弱者可用平補平瀉法。皮損局部取 4～6 個點用 1.5 寸毫針圍刺，針尖沿病灶基底部皮下向中心平刺。每日 1 次，每次留針 30 分鐘，10

風池
大椎
膈俞
肝俞
曲池
神門
血海
委中
三陰交

圖 6-27

次為 1 個療程。

四、其他療法

1. 皮膚針療法

【取穴】皮損局部。

【操作】局部消毒後取皮膚針用重叩法，由裏向外一圈圈叩打，至局部潮紅，微微出血，然後再在該部拔火罐，隔日 1 次。

2. 三棱針療法

【取穴】耳後靜脈。

【操作】用三棱針刺破耳後靜脈，放血 1～3 滴。

3. 水針療法

【處方】曲池、血海、風市、三陰交、皮損局部。

【藥物選擇】0.5%鹽酸普魯卡因 2～4 毫升加維生素 $B_1$50 毫克或鹽酸苯海拉明 25 毫克，也可用當歸注射液、丹參注射液。

4. 耳針療法

【取穴】肺、神門、腎上腺、皮質下或敏感點（圖 6-28）。

【操作】埋針或壓丸，囑患者每日輕揉埋針部或壓丸處 3～4 次，冬天 5 日換 1 次，夏天 2 日換 1 次。10 次為 1 個療

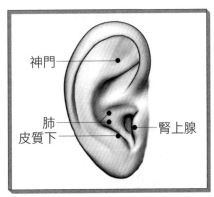

圖 6-28

程。

5. 灸　法

【取穴】皮損局部。

【操作】先將皮損局部塗以大蒜汁，再置艾炷（如火柴頭大）點燃施灸。待艾炷燃淨後，掃去艾灰，覆蓋消毒敷料。每炷間距 1.5 公分。每 10 天施灸 1 次，直至皮損正常。艾捲灸患處或艾絨隔鮮薑片灸之，每日 1～2 次，每次10～20 分鐘。

五、臨床應用

（1）王曉燕運用體針配合梅花針治療神經性皮炎。將130 例按就診順序隨機分為治療組、中藥組、西藥組。治療組取穴以血海、曲池、風池、合谷、足三里為主。

【操作】選用 25 號 2 寸毫針，直刺，平補平瀉，留針30 分鐘，每天 1 次，10 天為 1 個療程。治療 2 個療程。在皮損表面消毒後，用七星梅花針叩刺，以皮膚微出血為度，每天 1 次，療程同上。

【中藥組方藥】荊芥 10 克，防風 10 克，生地黃 15克，苦參 15 克，白鮮皮 12 克，當歸 15 克，地膚子 15克，甘草 5 克水煎服，1 日 1 劑，每日 3 次口服，療程同上。

【西藥組】西可韋 10 毫克，每日 1 次口服，維生素 B_1 20 毫克、維生素 B_6 20 毫克、谷維素 20 毫克，每日 3 次口服，療程同上。

【結果】治療組與中藥組、西藥組比較 $P < 0.05$，治療

組優於中藥組、西藥組。認為體針配合梅花針治療神經性皮炎療效可靠，無毒副作用，且簡便易行，梅花針由神經的調節作用，促使皮損區微循環加快，抑制介質的合成與釋放，增強免疫力，從而達到消炎、鎮痛、止癢的功效。（王曉燕·體針配合梅花針治療神經性皮炎　雲南中醫學院學報，2004，27（3）：52）

　　（2）潘書林等選用直徑為 0.8 毫米的火針，在患部周圍以 2 公分左右等距離進行局部點刺，並在中心點刺 1 針，若患處而積較大，可在病灶中心多點刺幾針。

　　一般皮損較輕僅呈丘疹樣改變者，點刺採取輕淺於法，若皮損已呈苔蘚樣改變，瘙癢頑固而劇烈者，應採取密刺法（即用火針密集地刺激病灶局部的一種刺法，一般間隔 1 公分，如病重可稍密，病輕則稍疏）。

　　治療間隔 3 日 1 次，15 次為一療程，2 個療程間隔 5～7 天（潘書林，潘明，孫曉蘭·火針治療神經性皮炎 89 例·中國針灸，2005，25（10）：740）。

　　（3）曠秋和將門診收治的神經性皮炎病例 150 例，隨機分為皮損區隔蒜灸治療組（75 例）和皮損區皮下西藥注射對照組（75 例）兩組均治療 2 個療程（6 次）後觀察療效。

　　治療組在皮損區用隔蒜灸。以新鮮大蒜適量，搗如泥膏狀，越細越好，製成厚 0.5 公分的圓餅，在皮損區塗上少許凡士林後將大蒜餅鋪在整個皮損區，一般應超過皮損區周圍 0.5 公分的範圍。然後在皮損區的大蒜餅上大約每隔 0.5 公分放置一艾炷（如麥粒大），一併點燃所有艾炷同時燃燒。待艾炷燃盡後休息 3 分鐘左右，再在未灸區按

上法再灸 1～2 遍。如懼痛者，可於未燃盡前用壓舌板壓滅，並可在灸治區周圍以手輕拍減痛。

待整個治療完成後，掃去蒜泥及艾灰，用生理鹽水輕輕拭淨，蓋以消毒敷料。如出現水泡，可穿刺引流並用龍膽紫抹塗。化膿者，用消炎軟膏，痊癒後不留疤痕。每週 1 次。上述治療 3 次為 1 個療程。

對照組用 0.1%亞甲藍 2 毫升加 2%普魯卡因 5～10 毫升患部皮下注射（應先做皮試），每週 1 次。治療 3 次為 1 療程。

【結果】治療組治癒率和有效率分別為 65.3%、97.3%，對照組治癒率和有效率分別為 30.7%、58.7%，兩者之間療效比較，經統計學處理，差異有顯著意義（P＜0.05）。（曠秋和・隔蒜灸治療神經性皮炎臨床療效觀察・針灸臨床雜誌，2004，20（6）：41）

第十三節　過敏性紫癜

一、概　述

紫癜是以血液溢出肌膚之間、皮膚呈現青紫斑點或斑塊為臨床特徵，並常伴有齒出血、鼻出血的一種疾病。

過敏性紫癜是血管性紫癜中最常見的出血性疾患。屬於一種變態反應性毛細血管炎。其發病主要是由於機體對某些物質發生變態反應，進而引起毛細血管壁的通透性和脆性增高。

二、臨床表現

臨床表現以皮膚紫癜為主，常伴有黏膜出血、關節炎、腹痛和腎炎等症狀，少數患者還伴有血管神經性水腫。本病以兒童及青少年多見。原發性血小板減少性紫癜是一種較常見的出血性疾病，由於目前認為其發病機理與免疫有關，故該病也稱為免疫性血小板減少性紫癜。其特徵表現為外周血中的血小板減少。

1. 血熱型

突然發生，皮疹高出皮面，有時皮疹可融合成片，亦可發生血泡。自覺瘙癢，常伴有疲乏、身熱、口乾、咽痛，亦可有關節疼痛或腹痛或血尿等症狀。舌質紅，苔薄黃，脈細數或弦數。

2. 脾虛型

病程較久，常反覆發作，皮疹紫暗，面色萎黃，倦怠無力。舌淡或有齒痕，苔白，脈細弱或沉緩。

三、治療方法

【取穴】合谷、曲池、三陰交。血熱型加血海、膈俞；脾虛型加足三里、脾俞（圖6-29）。

【操作】局部常規消毒後，取用30～32號1.5寸毫針，快速捻轉進針，施以捻轉提插手法，血熱型取用血海、膈俞穴，採用瀉法；脾虛型取用足三里、脾俞穴，採用補法。有針感後留針30分鐘，每日1次，10次為1個療

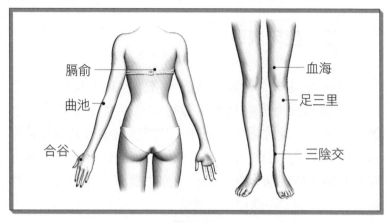

膈俞

曲池

合谷

血海

足三里

三陰交

圖 6-29

程。

四、其他療法

1. 中藥治療

（1）血熱型：採用涼血五根湯加減：金銀花炭 20 克，板藍根 20 克，白茅根 20 克，生地黃炭 20 克，茜草根 10 克，天花粉 15 克，牡丹皮 10 克，生槐花 20 克，荊芥 10 克，防風 10 克。

（2）脾虛型：採用歸脾湯加減：龍眼肉 10 克，黃連 15 克，白朮 10 克，黨參 15 克，茯苓 15 克，當歸 10 克，白芍 10 克，蒲黃炭 10 克，地榆炭 10 克，阿膠 10 克（烊化兌入），枳殼 10 克。

2. 外治法

局部治療可塗雄黃解毒散洗劑、爐甘石洗劑。

3. 西藥療法

設法除去致敏因素；可用複方路丁、鈣劑、維生素C、抗組胺製劑；糖皮質激素可抑制發熱及關節炎，但不能阻止腎臟侵犯。對合併慢性腎炎者可加免疫抑制劑。

五、臨床應用

（1）陳素平治療過敏性紫癜1例：李某，男，11歲，2004年5月25日初診。患兒雙下肢出現大小不等瘀斑多處，5天。查血小板計數正常，西醫診斷為過敏性紫癜。初診見：患兒精神不振，面紅，心煩，口渴，腹痛，便秘，雙下肢可見多處瘀斑色紫紅，舌質紅，苔白厚，脈細數。

中醫診斷：紫癜（血熱妄行）。治宜清熱解毒，涼血止血。方以犀角地黃湯加減：生地黃15克，牡丹皮10克，焦梔子10克，赤芍10克，金銀花15克，連翹15克，當歸10克，白茅根10克，茜草10克，水牛角粉40克。4劑，水煎服。

次診：服藥後，雙下肢瘀斑沒有新出現或擴散，顏色變淺，腹痛好轉，大便正常，守前方再服4劑。三診：下肢皮下瘀斑基本消失，飲食、二便正常，前方調理2個月而癒。（陳素平・過敏性紫癜的中醫治療・吉林中醫藥，2006，26（1）：9）

（2）袁軍在鈣劑、維生素C、撲爾敏、止血敏等常規治療基礎上加用潘生丁口服，劑量為每次1～2毫克／千克，每日3次，療程1個月。高熱、扁桃體炎或其他細菌

性感染為誘因的過敏性紫癜患兒，加用抗生素治療 10～14 天，對於腹痛劇烈和關節水腫嚴重者給予小劑量強的松（0.5～1 毫克／千克）口服，療程 5～7 天。

　　治療期間詳細記錄症狀、體徵緩解時間及出現的副作用，每週復查一次血常規，尿常規及大便隱血，以便判斷治療效果。治療組中顯效 22 例，有效 11 例，有效率達 94%。（袁軍，潘生丁‧治療過敏性紫癜 35 例療效觀察‧鎮江醫學院學報，2000，10（3）：461）

　　（3）唐風英採用常規治療：

　　①撲爾敏 0.35 毫克／（千克‧天），分 3 次口服抗過敏；

　　②潘生丁 3～5 毫克／（千克‧天），分 3 次口服，抑制血小板凝聚；

　　③大劑量維生素 C100～200 毫克／（千克‧天），靜脈點改善毛細血管脆性；

　　④對合併腹痛，消化道出血，關節疼痛，均予糖皮質激素治療，在此基礎上觀察組加用複方丹參注射液治療。給藥方法：0.5～1.0 毫克／（千克‧天），每日 2 次，加入 5%GS 稀釋 10 倍，靜脈點滴，7 天為 1 個療程。

　　共治療 21 例，顯效 18 例，有效 2 例，無效 1 例。總有效率為 95.2%。（唐風英‧複方丹參注射液佐治兒童過敏性紫癜 43 例療效觀察‧醫學理論與實踐，2005，18（10）：1195～1196）

第十四節　脂溢性皮炎

一、概　述

脂溢性皮炎是發生在皮脂溢出基礎上的一種慢性炎症性皮膚病。以皮膚鮮紅色或黃紅色斑片，表面覆有油膩性鱗屑或痂皮，常有不同程度的瘙癢為特徵。

本病好發於嬰幼兒和青壯年，少見於老年人，男性多於女性，常分佈於皮脂腺較多的部位。

二、臨床表現

本病初發皮損表現為毛囊周圍紅色小丘疹，逐漸融合成大小不等的黃紅色斑片，其上覆有油膩性鱗屑結痂。重者可呈輕度滲出性濕疹樣皮炎，局限某一部位或泛發，甚至發展為紅皮病。

好發部位為頭皮、耳部、鼻唇溝、眉、眼瞼、胸背中部、臍窩及腹股溝或腋部等皮脂溢出區，病程慢性，自覺不同程度的瘙癢。

三、治療方法

處方1

【取穴】巨髎、顴髎、太陽、印堂、陽白、血海、三

陰交、外關、合谷。

【操作】巨髎、顴髎、太陽、印堂、陽白穴均取用30～32號1寸毫針針刺，血海、三陰交、外關、合谷穴均取用30～32號1.5寸毫針針刺，局部常規消毒後，快速捻轉進針，中等強度刺激，有針感後留針30分鐘，每日1次，10次為1個療程。

處方2

【取穴】風府、風池、膈俞、曲池（圖6-30）。

【操作】針刺用平補平瀉法，中等刺激。每日1次，

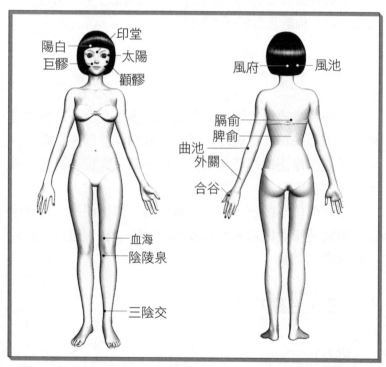

圖6-30

每次留針 30 分鐘，10 次為 1 個療程。

處方3

【取穴】陰陵泉、脾俞、三陰交、曲池、合谷（圖 6-30）。

【操作】脾俞用補法，陰陵泉、三陰交、曲池、合谷等穴用瀉法，中等刺激，魚際點刺放血。每日 1 次，每次留針 30 分鐘，10 次為 1 個療程。

四、其他療法

1. 西醫療法

（1）全身治療：口服維生素 B_2、維生素 B_6 及複合維生素 B，瘙癢劇烈時，可給止癢劑及鎮靜劑；炎症明顯時或炎症範圍大時可短期給予糖皮質激素或抗生素，如潑尼松或四環素。

（2）局部治療：以去脂、消炎及止癢為原則。皮損較輕者，可外用 5%硫磺霜、複方硫磺洗劑或 5%硫磺煤焦油糊劑；皮損較重者，外搽 5%新黴素糠餾油糊劑、氧化鋅四環素糊劑或外用糖皮質激素軟膏，如膚輕鬆軟膏、地塞米松霜等；頭皮損害，可用 10%磺胺醯鈉溶液、2%酮康唑溶液或 2%採樂溶液外搽或洗頭。

2. 外治療法

（1）透骨草、蒼耳子、石菖蒲、木賊草、白花蛇舌草、王不留行、生山楂、苦參、威靈仙、明礬，煎水外洗或濕敷；皮損脫屑、乾燥者，可用潤肌膏外塗，或用青黛散調麻油外搽；皮損濕潤、滲液者，用三黃洗劑外洗後，

再撲三石散或青黛粉。

（2）銅綠、膽礬、輕粉及石膏各適量，研為細末，濕則乾搽，乾則用豬膽汁調搽。

（3）鮮山楂及鮮側柏葉各適量，搗爛後取汁，外塗患處。

（4）綠豆粉、滑石、爐甘石及明礬各適量，研細為末，分次早晚調水洗臉。

五、臨床應用

（1）姚健等清脾尤芩湯治療脂溢性皮炎，選用赤芍、黃芩、白尤、蒼尤、麥冬、梔子、澤瀉、元明粉、枳殼各9克，生地黃30克，連翹15克，茵陳12克，燈心草、竹葉各3克，生甘草6克，水煎，每日1劑，分2次服用，7天為1個療程。

【結果】3個療程後，基本治癒13例，顯效8例，無效4例。（姚健・清脾尤芩湯治療脂溢性皮炎25例・江蘇中醫，1996，（4）：15）

（2）吳寅等用玉女煎加味治療脂溢性皮炎，選用生地、熟地、生石膏各30克，懷牛膝、麥冬、地骨皮、牡丹皮各15克，茱萸肉、枸杞子、知母各10克，澤瀉6克，白蒺藜18克，甘草4克。隨證加減，每日1劑。外用黃精、苦參各30克，五倍子15克，徐長卿20克，煎湯外洗，每日1～2次，半月為1個療程。

【結果】治癒6例，顯效21例，有效5例，無效2例，總有效率93.13%。（吳寅，王璐・玉女煎加味治療脂

溢性皮炎 34 例‧四川中醫，1997，（12）：42）

（3）張建新等用祛屑湯治療脂溢性皮炎，選用苦參、白鮮皮、地膚子、白芷各 20 克，大黃、土槿皮、川椒、黃柏各 15 克，側柏葉 30 克，連翹 25 克。水煮後薰洗，每次 30 分鐘，3 天為 1 個療程。

【結果】1 個療程內治癒 27 例；2 個療程治癒 18 例，顯效 5 例，總治癒率 90％，總有效率 100％。（張建新，張建麗，張才‧中藥祛屑湯治療脂溢性皮炎 50 例‧中醫外治雜誌，1997，（2）：56）

（4）宋振強等用複方雷鎖辛酊治療脂溢性皮炎，選用酮康唑 2 克，雷鎖辛、蓖麻油各 1 克，水楊酸 3 克，二甲基亞碸 5 毫升，75％乙醇 100 毫升。取酮康唑溶入二甲基亞碸中，其他藥物溶於 75％乙醇中；上述兩液混勻後再加入甘油攪勻即可。每日 2 次外搽，並分別給藥後 3 週復診。

【結果】治癒 18 例，有效 11 例，無效 1 例。（宋振強，謝東強‧複方雷鎖辛酊治療頭部脂溢性皮炎 30 例療效觀察‧嶺南皮膚性病科雜誌，1998，（2）：17）

（5）張延偉用硫黃洗頭粉治療脂溢性皮炎，方法是先用溫水浸濕頭部，後取硫磺洗頭粉 40 克，撒在頭部搓勻，停留 3～5 分鐘，最後用清水沖洗數次即可，每晚 1 次，治癒後每隔 15 天左右鞏固 1 次，2～3 次即可。

【處方設計及製法】硫磺粉 100 克，冰片 10 克，硼砂 250 克，碳酸氫鈉 500 克，將冰片、硼砂置乳鉢中，研細後加入硫磺粉、碳酸氫鈉混勻即得。

【結果】痂皮型總有效率 95.23％；鱗屑型總有效率 72.22％。（張延偉‧硫磺洗頭粉對頭皮脂溢性皮炎的療效

觀察‧哈爾濱醫藥，1993，（1）：32）

第十五節　日光性皮炎

一、概　述

日光性皮炎俗稱曬斑。夏天常見，所以人們會預防的很好，近幾年春季因人們不注意防範紫外線，得病人數逐年增多。

一般在曝曬後數小時內於暴露部位出現皮膚紅腫，亦可起水疱或大疱。是一種由光線引起的、發生於暴露部位的過敏反應性皮膚病。其機理為當皮膚組織受光線照射後形成抗原物質，使機體致敏，導致過敏反應。膚色淺者易患此病，以女性較多見。

二、臨床表現

皮損部位有燒灼感、癢感或刺痛。輕者1～2天皮疹可逐漸消退，有脫屑或遺留不同程度的色素沉著；重者可伴有類感冒症狀，如發燒、乏力、全身不適等，約一週左右即可恢復。

本病常在春季初次受到較強日曬後發病。表現為面、頸、前臂伸側，手背等露出部位出現紅斑、丘疹、風團樣或水疱等皮疹。多形性是指在不同患者的皮疹中常各不相同，呈現多形性，但就某一患者而言，皮疹形態常是單一的。

以小丘疹及丘疱疹最為多見，少數患者表現為紅斑水腫或斑塊。病變與日光照射密切相關，每於照射後，皮損明顯加重，癢感加劇。適當避光後則有好轉。皮疹常反覆發作，日久可發生苔蘚樣改變，色素增加。一般到秋季以後逐漸減輕，來年春季復發，可持續多年。

三、治療方法

處方1

【取穴】發於頭面者取承漿、下關、頰車、太陽、印堂、四白；發於四肢者取合谷、外關、曲池、三陰交、太谿。

【操作】發於頭面者各穴均取用 30～32 號 1 寸毫針針刺，發於四肢者各穴均取用 30～32 號 1.5 寸毫針針刺，局部常規消毒後，快速捻轉進針，得氣後留針 30 分鐘，每日 1 次，10 次為 1 個療程。

處方2

【取穴】孔最、合谷、中脘、上巨虛、支溝（圖6-31）。

【操作】針刺用平補平瀉法，中等刺激。每日 1 次，每次留針 30 分鐘，10 次為 1 個療程。

處方3

【取穴】太陽、肺俞、曲池、尺澤、孔最（圖6-31）。

【操作】針刺用瀉法，中等刺激。每日 1 次，每次留針 30 分鐘，10 次為 1 個療程。

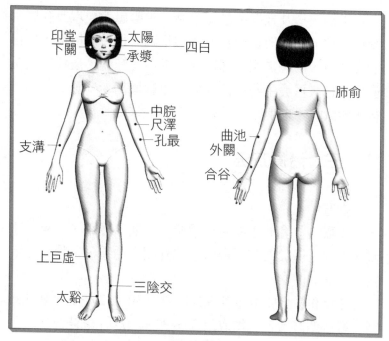

圖 6–31

四、其他療法

1. 西醫療法

局部治療：① 2.5% 消炎痛溶液外抹。② 大疱，滲出液多時，可用 2%～4% 硼酸溶液；牛奶液（牛奶和水 50：5）或生理鹽水（一茶匙鹽溶於 500～600 毫升水中）等溶液進行濕敷，每次 15～20 分鐘，一日 2～3 次。大部分水疱可不必處理。

全身治療用抗組織胺藥，賽庚啶 2 毫克，每日 3 次口

服；撲爾敏 4～8mg 毫克，每日 3 次口服。同時配合服用維生素 C 及複合維生素 B。重症者可內服外用糖皮質激素。最重要的治療是預防。

要多參加戶外活動，使皮膚色素增加，以提高對日光的耐受性，不宜在強光下呆的太久；採取一些避光措施，如戴太陽帽或塗些防光劑等。

2. 中醫治療

（1）外治法

① 皮損以潮紅及腫脹為主，可選用蒲公英、徐長卿、野菊花、馬齒莧各 30 克，生甘草 10 克，煎水作冷濕敷，每日 1 次。

② 皮損以水疱、糜爛為主，可選用青黛散調麻油外搽，或用乳香、沒藥、烏賊骨、冰片共研細末，麻油調搽患處，每日 2 次。

（2）內服法

① 青黛 15 克，消螵蛸 50 克，煅石膏 200 克，上藥共研末，食用油調和。敷患處，每日 2 次。

② 黃連、知母、黃芩各 15 克，陳皮、甘草、玄參各 10 克，板藍根、連翹各 20 克，牛蒡子、薄荷、僵蠶各 5 克，石膏 25 克。水煎服，每日 1 劑，連用 3～5 天。

③ 苦參、白礬、白芷、甘草各 9 克，山楂 18 克，連翹、大黃、黃柏、薄荷各 12 克，水煎服，每日 1 劑。

④ 菊花、羌活、僵蠶、防風各 9 克，荊芥、桑葉各 6 克，川芎、浮萍各 5 克，薄荷、甘草各 3 克。水煎服，每日 1 劑。

五、臨床應用

陳勇等認為光敏性皮膚病係濕熱內蘊，復感光毒，治法應涼血解毒，清熱除濕。

【基本藥方】青蒿、茵陳、梔子、地骨皮、白茅根、赤芍、苦參、槐花、秦艽、丹參隨證加減：屬毒邪鬱滯，耗傷氣血慢性病例，治療宜養陰益氣，清解餘毒，可加黃芪、黨參、當歸、首烏藤等藥。上方每日 1 劑，加水濃煎200 毫克，分兩次溫服。

【外治】急性期潮紅腫脹皮損用內服方藥，放涼後冷濕敷 30 分鐘，外用爐甘石洗劑。乾燥紅斑、丘疹及肥厚皮損，晚上外用黃連膏，白天外用矽霜，保護皮膚遮蔽日光。

【結果】顯效 48 例，占 53.9%，有效 3 例，占 39.3%，總有效率 93.2%。（陳勇，安家豐，姜燕生，等·中醫藥治療光敏性皮膚病 89 例療效觀察·北京中醫，2000，（3）：20～21）

第十六節　化妝品性皮炎

一、概　述

化妝品皮炎是接觸性皮炎的一種，是皮膚接觸某些化妝品後，在接觸部位所發生的急性炎症。

二、臨床表現

本病一般發病較急，輕者局部僅有充血，表現為輕重不等、界線清楚的淡紅或鮮紅色斑塊。重者在紅斑基礎上發生丘疹、水疱或糜爛、滲出。如皮炎發生於眼瞼，水腫會異常明顯。皮炎過後往往遺留色素沉著。

1. 瘙癢型

化妝品用後即感局部皮膚瘙癢、灼熱或疼痛，皮疹輕微。

2. 皮炎型

皮損較嚴重，局部出現紅斑、腫脹、丘疹、水疱，甚至糜爛滲液，大便不通，小便黃赤，舌紅赤，脈弦數。

3. 色素沉著型

面部皮炎之後遺留色素沉著，或長期使用某種化妝品後漸漸出現色素沉著，嚴重者可形成皮膚黑變病，皮膚外觀粗糙變厚。

4. 痤瘡型

前額、兩頰和下頜部出現多數黑頭粉刺、紅色小丘疹，多數和化妝品偏於油膩、污染、過期有關。

三、治療方法

處方1

【取穴】印堂、四白、太陽、顴髎（圖6-32）。

【操作】局部常規消毒後，取用30～32號1寸毫針，

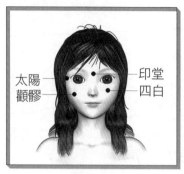

圖 6-32

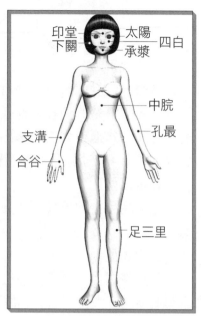

圖 6-33

快速捻轉進針，中等強度刺激，印堂穴採用提捏進針法，向鼻尖方向刺入 0.5～0.8 寸。其他穴位均直刺，有針感後留針 30 分鐘，留針時不宜用提插捻轉手法。每日 1 次，10 次為 1 個療程。

處方2

【取穴】孔最、合谷、中脘、足三里、支溝（圖 6-33）。

【操作】局部常規消毒後，針刺用瀉法，中等刺激，每日 1 次，每次留針 30 分鐘，10 次為 1 個療程。

處方3

【取穴】太淵、三陰交、血海、太衝、膈俞（圖 6-34）。

【操作】局部常規消毒後，膈俞用補法，太淵、三陰交、血海、太衝等穴用平補平瀉法，中等刺激，每日 1

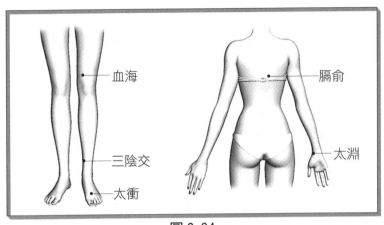

圖 6-34

次,每次留針 30 分鐘,10 次為 1 個療程。

四、其他療法

西醫療法:病人均內服抗組胺藥物,少數患者加服強
的松 30 毫克/日;住院患者均靜滴琥珀氫可 200 毫克/
日,局部對症處理。

五、臨床應用

(1)袁翠英囑患者立即停用化妝品,避免一切不良刺
激。口服特非那丁 60 毫克,2 次/日,維生素 C 0.2 克,
3/日。皮疹僅有紅斑、丘疹者,用爐甘石洗劑外搽;急性
期面部腫脹、滲出者,口服強的松 10 毫克,3 次/日,連
服 3~5 天,病情嚴重者,靜脈滴注 5%葡萄糖 250 毫升加

維生素 C 2.0 克，地塞米松 10 毫克，連用 3 天，同時面部用 3%硼酸溶液做開放性冷濕敷，炎症消退後用維生素 C 注射液外搽 3 次／日。7 天為 1 個療程。

【結果】痊癒 66 例（84.6%，皮疹完全消退，癢感消失）；顯效 5 例（6.4%，皮疹消退 60%以上，癢感明顯減輕）；有效 7 例（9.0%，皮疹消退 30%以上，癢感有所減輕）；無效 0 例（皮疹未消退，癢感未減輕），有效率（痊癒加顯效）91.0%。隨訪 2 個月，除 7 例在 1 個月後恢復外，其他均在 1～2 週內恢復。治療過程中未發現明顯副作用。（袁翠英・化妝品皮炎 78 例臨床觀察・中國皮膚性病學雜誌，2003，17（5）：329）

（2）趙連皓等自擬抗敏湯：

【組成】蒼朮、厚朴、陳皮各 10 克，金銀花、連翹各 20 克，合歡皮 15 克，白鮮皮、黃芪各 30 克。便秘者加大黃 6 克；瘙癢者加蟬蛻 10 克，白蒺藜 15 克，色素沉著者加丹參 15 克。每日 1 劑，水煎服，1 週為 1 個療程，連服 2 個療程統計療效。

本方主要針對化妝品皮炎的皮炎型，中醫認為，證屬濕毒濕熱型：證見顏面潮紅灼熱，瘙癢疼痛，口苦咽乾，心煩易怒，舌質紅，苔黃膩，脈滑數。若有大量滲液，糜爛時加用自配的濕敷液外用。

【結果】50 例中痊癒 26 例，顯效 16 例，好轉 6 例，無效 2 例。其中 1 個療程顯效者 15 例，總有效率 96%。（趙連皓，劉曉欣，劉曉琳・抗敏湯治療化妝品性皮炎 50 例・陝西中醫，2004，25（10）：894）

第七章

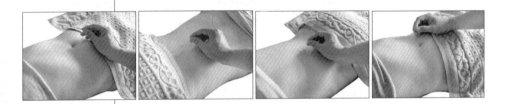

針灸治療損美性五官科疾病

<h1 style="text-align:center">第一節　斜　視</h1>

一、概　述

　　斜視是指兩眼不能同時正視前方，又稱風牽偏視、雙目睛通、神珠將反、瞳神反背。中國醫學對此病早有論述。如《諸病源候論》記載：「目是五臟六腑之精華，人臟腑虛而風邪入於目，而瞳子被風所射，睛不正則偏視。」本病現代醫學亦稱眼肌麻痺。主管眼睛運動的肌肉有上、下、內、外四條直肌和上、下二條斜肌組成。六條肌肉中除外直肌由外展神經支配，上斜肌由滑車神經支配外，其餘四條均由動眼神經支配。肌肉、神經及其中樞的病損，表現為相應的眼球運動障礙。

　　患者注視同一目標時，其中病損眼的視軸呈偏斜，故稱斜視。現代醫學將斜視分為共轉性和麻痺性二類。共轉性斜視多為先天性或中樞神經病變的後遺症，眼球運動正常，無複視現象。麻痺性斜視多由於炎症、外傷、中毒及腦血管意外、顱內腫瘤壓迫等，有眼球運動障礙及複視現象。

二、臨床表現

　　共轉性斜視常發病於幼年，多有屈光不正，眼球運動正常，在任何注視方向，兩眼的斜視角度均相等，無複視。麻痺性斜視表現為眼球運動受限，視軸向麻痺肌正常

方向的對側偏斜，不同方向注視時斜視角度不等，還可以出現代償性頭位，伴有複視、噁心、嘔吐、眩暈和步態不穩等症狀。

三、治療方法

處方 1

【取穴】四白、合谷、風池、足三里、肝俞、腎俞。

【操作】穴位局部常規消毒，取用 30～32 號 1.5 寸毫針，快速捻轉進針，採用平補平瀉手法，中等強度刺激，得氣後留針 20～30 分鐘，每日 1 次，7 次為 1 個療程。

處方 2

【取穴】腎俞、肝俞、脾俞、膈俞、百會、睛明、攢竹、球後、外關、魚腰、光明（圖 7-1）。

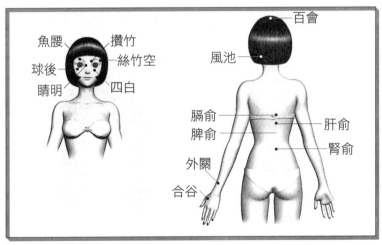

圖 7-1

【操作】睛明穴輕緩刺入，不行手法，不留針。腎
俞、肝俞、脾俞、膈俞、百會等用補法，其餘穴位平補平
瀉。留針 20 分鐘，每日 1 次，10 次為 1 個療程。

三、其他療法

1. 透刺法
【取穴】神道透至陽。
【操作】留針 6 小時，每日 1 次。

2. 耳針法
【取穴】屏尖、肝陽、肝俞、目（圖 7-2）。
【操作】用電針刺激 1～2 分鐘，或者用耳穴壓豆法，
留針 3～5 天，每日按壓 1～2 次。

3. 火罐法
【取穴】太陽、陽白、四白（圖 7-3）。
【操作】選擇相應火罐，閃火罐拔罐，隔日 1 次。

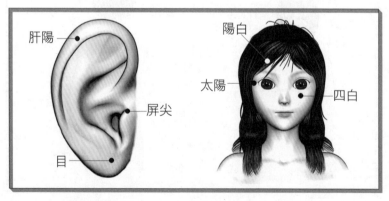

圖 7-2   圖 7-3

4. 電針法

【取穴】參考體針，以眼區穴位為主。

【操作】進針後通電 10～20 分鐘，電流強度以病人能耐受為度。隔日 1 次。

5. 梅花針法

【取穴】正光（位於攢竹與魚腰穴之間中點，眶上緣下方）、正光 2（位於絲竹空與魚腰穴之間中點，眶上緣下方）、風池、內關、大椎穴（圖 7-4）。

【操作】在穴位表皮 0.5～1.5 公分直徑範圍內均勻叩打 20～50 次。在胸椎、腰椎兩側，由上而下各叩打 3 行，第 1 行距脊椎 1 公分，第 2 行距脊椎 3～4 公分。隔日治療 1 次，15 次為 1 個療程。休息半月後再繼續下一療程治療。叩打時要求用腕力彈刺，叩擊力量以中等強度刺激為宜。除

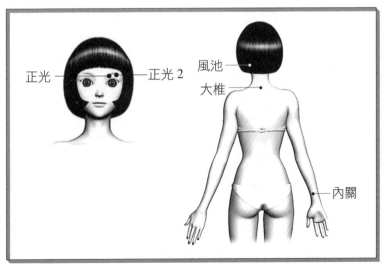

圖 7-4

以上治療外，受治者宜堅持自我按摩兩側正光穴，每次50～100 圈，每天 3 次。治療期間要求受治者儘量不戴眼鏡。

6. 水針法

【選穴】耳輪尖。

【操作】取 1～2%普魯卡因 2 毫升，以 5 號半針頭接於 2 毫升注射器上，抽取全部藥液備用。將耳輪尖皮膚消毒後，左手捏住耳輪皮膚，右手注射器刺入耳輪皮上約 2 毫米，推注藥液約 0.8 毫克，使呈一如蠶豆大的皮丘；再以藥棉覆蓋針眼，按同法注射另側。每日 1 次，第 2 次治療，注射點沿耳輪下移 0.5 公分；第 3 次向下移 0.5 公分即可。

7. 刺絡法

【選穴】耳尖。

【操作】將患眼同側耳尖，用碘酒和酒精嚴格消毒，再以消毒之三棱針點刺出血，擠出 3～10 滴，用棉球壓迫止血即可。

8. 電針法

【選穴】針刺眼部協同運動中樞（相當於前額入髮際 2 公分）及視區（枕骨粗隆旁開 1 公分，上下 4 公分）為主穴；並配合眼肌麻痺肌所在部位的附近腧穴為輔穴。

【操作】患者均取坐位，頭針進針後提插捻轉使局部得氣後接電脈衝針麻儀，頻率為 50～100 次／分；眼周圍穴位直刺進針，不提插捻轉（以防眼周圍出血），留針 30 分，每日或隔日 1 次，10 次為 1 個療程。1 個療程未癒者，休息 3～5 天，再針第 2 個療程。

9. 穴位鐳射照射法

【取穴】睛明、承泣、光明、攢竹、合谷、足三里。

【操作】用氦─氖雷射器照射，波長為 6328 埃，功率為 1.5～2 毫瓦，工作電流強度為 6 毫安，光束垂直照射。患者取正坐位，雙目閉合，眼部每穴照射 2 分鐘。其他穴位 4 分鐘。光斑直徑小於 1.5 毫米，光束發射角小於 2 毫弧度。隔日 1 次，10 次為 1 個療程。

10. 穴位推拿療法

【取穴】百會、睛明、攢竹、魚腰、太陽、瞳子髎、絲竹空、風池（圖 7-5）。

【操作】患者取仰臥位，醫者坐於患者頭側，用雙手拇指分別按揉以上穴位，再用雙手拇指指腹分抹眼眶周圍。上述方法反覆交替使用，每次治療 20 分鐘。然後囑患者取坐位，醫者在患者背部點揉肝俞、膽俞及對側合谷穴、下肢光明穴 5～10 分鐘。以上全套手法治療時間為 30 分鐘，每日 1 次，10 天為 1 個療程。

11. 中藥內服

（1）枸杞子 15 克、白菊花、赤芍、女貞子、製首烏各 12 克，決明子、薄荷、黃芪各 9 克。水煎服，每日 1 劑。

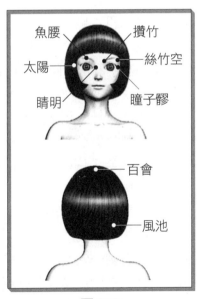

圖 7-5

（2）生地黃 24 克，赤芍 9 克，當歸 9 克，川芎 3 克，防風 5 克，柴胡 6 克，炙僵蠶 12 克，白附子 6 克，全蠍 3 克。用清水浸泡 30 分鐘，然後煎煮 25～30 分鐘。每劑藥煎 2 次，將 2 次藥液混合，每日 1 劑，分 2 次溫服。

（3）正容湯加減：羌活 5 克，炒白附子 10 克，防風 10 克，秦艽 10 克，膽南星 5 克，白僵蠶 10 克，半夏 10 克，木瓜 10 克，松節 15 克，茯苓 15 克。每日 1 劑，水煎服。

五、臨床應用

（1）孫喜才等人報導，針刺治療眼肌麻痺 8 例，療效滿意。

【操作、選穴】動眼神經麻痺（第一組：風池、睛明、陽白；第二組：風池、攢竹、承泣）；外展神經麻痺（第一組：風池、睛明、太陽；第二組：風池、球後、絲竹空）；內直肌麻痺（睛明、攢竹）。

【方法】初 3 次，每日針 1 次，用兩組穴者，每次取 1 組，捻轉進針，用弱刺激手法，3 次後改為間日治療 1 次，用強刺激手法，每次留針 20～30 分鐘，每 5 分鐘行針 1 次，10 次為 1 個療程，1 個療程完後休息 7 天，不癒者可繼續治療。

作者認為之所以治癒率達 90%以上，因為睛明穴是足太陽膀胱經、足陽明胃經、手太陽經、陰蹻脈、陽蹻脈之會穴，具有刺一穴而調整五經之功，加速了病情好轉。又因眶上裂處是動眼神經和外展神經進入眶內之處，可能是直接刺激到該神經的分枝而加速了麻痺神經功能的恢復。

上述推想有待於研究。（孫喜才，羅國禮，任亞蘭・針刺治療眼肌麻痺・新醫學，1976，（12）：27）

（2）蔡淑芳報導，針治因外傷造成的麻痺性斜視 4 例均癒。其中，拳擊傷 1 例，伴上眼瞼下垂；騎自行車摔傷 1 例，伴面癱；車禍 1 例，伴上眼瞼下垂，面癱；壓傷 1 例。

【操作】主穴取睛明、瞳子髎、太陽、球後。上眼瞼下垂者加陽白、絲竹空。方法是：患者端坐，睛明直刺，快速進針 1～1.5 寸，輕輕捻轉，眼球有脹感即可。太陽斜刺1.5 寸，瞳子髎、球後中等刺激。伴上眼瞼下垂者加刺陽白透魚腰、絲竹空透魚腰，令得氣。留針 30～40 分鐘，每天1 次，10 次為 1 個療程。每個療程之間休息 3 天。（蔡淑芳・針治外傷性麻痺性斜視・新中醫，1986，（9）：32）

（3）鐘梅泉報導，用梅花針治療共同性斜視 103 例，效果較滿意，本 103 例共 182 隻患眼中，痊癒 57 隻眼，占31.3%；顯效 101 隻眼，占 55.5%，有效 21 隻眼，占11.5%；無效 3 隻眼，占 1.7%（其中，內斜視的療效較外斜視者為高；斜視度在 15 度以下者治療效果較斜視度在16 度以上者高，P＜0.05）。

該法遠期療效亦滿意，斜視程度無回升。並且具有療程短，痛苦小，方法簡便，易於推廣等優點，不但糾正了斜視，改善了美容，並恢復了視力，說明這種治法對視力障礙者亦有一定的療效。（鐘梅泉・梅花針治療共同性斜視 103 例療效觀察・中醫雜誌，1982，3（24），45）

（4）楊元德報導，針刺治療麻痺性斜視 29 例。本組患者年齡 15～17 歲，病程 2 個月至 5 年。

【操作】主穴選四白、合谷；配穴選攢竹、絲竹空、瞳

子髎、頷厭、風池、足三里、光明、肝俞、脾俞、胃俞、腎俞。用平補平瀉手法，得氣後留針30分鐘，每10分鐘施刮柄法30秒以加強針感。四白穴可針1寸深，以刺入眶下孔為佳，針感頗強，但應緩慢刺入，得氣後不可提插，以免刺傷眶下動脈，起針後用乾棉球壓迫片刻，以防出血。

【結果】29例中痊癒12例，有效13例，治療2～6個月仍無效者4例。（楊元德‧麻痹性斜視的針刺治療‧遼寧中醫雜誌，1988，5（8），37）

（5）周書文報導，應用電針治療眼麻痹17例，經臨床觀察療效滿意。

【操作】上瞼下垂取陽白及眶上神經點為主，內直肌麻痹取睛明為主，外直肌麻痹取瞳子髎為主，下斜肌麻痹取球後為主，配攢竹、承泣、肝俞、脾俞、腎俞。每日1次，10次為1個療程，留針20分鐘。頻率和強度以病人能耐受最大刺激強度及頻率，治療1～14個療程。

【結果】治癒12例，基本治癒1例，明顯好轉2例，好轉、無效各1例。（周書文‧電針治療眼肌麻痹17例臨床觀察‧遼寧中醫雜誌，1983，2：26）

第二節　眼瞼下垂

一、概　述

眼瞼下垂是指上瞼下垂，不能舉起，開張失去自主。中國醫學書籍中多有記載，如《諸病源候論》稱為「瞧

目」，亦名侵風，《目經大成》稱作「瞼廢」，亦有稱上胞下垂，雕目等，名目繁多。本病以上瞼下垂，遮擋瞳孔，影響視物為特徵。

中醫學認為，本病有先天、後天之分。可因先天稟賦不足，肝腎兩虛，肌腠空疏，風邪客於胞瞼，阻滯經絡，氣血不和而發病。也可因脾虛氣弱，中氣不足，筋肉失養，經筋弛緩，以致胞瞼鬆弛無力而下垂。還可由於風邪襲絡而發病等。

二、臨床表現

上眼瞼下垂，有發於單側，亦有發於雙側的。輕者半遮睛瞳，妨礙視力。重者上胞瞼無力展開，遮住整個風輪，上眼瞼麻木弛緩，開放失去自主。

病人為了瞻視，常借額肌之牽引而睜，習慣即久，致使額皮皺褶，眉毛高聳；甚至於拈起眼瞼，方能視物。一側下垂者，常側頭視物。雙側下垂者，為克服視力障礙，每有仰頭視物的姿態。老年患者多同時伴有瞳孔括約肌與上、下、內直肌、下斜肌麻痹，瞳孔散大及複視等。亦有清晨起床症狀較輕，以後逐漸加重，同時伴有眼外肌無力與全身無力的症狀，此屬重症肌無力症。

三、治療方法

處方1

【取穴】主穴：陽白、太陽、瞳子髎、四白。配穴：

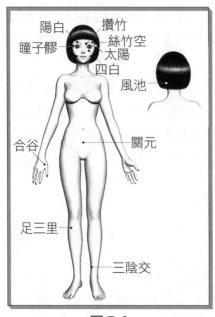

陽白
攢竹
絲竹空
瞳子髎
太陽
四白
風池
合谷
關元
足三里
三陰交

圖 7-6

足三里、三陰交、關元（圖 7-6）。

【操作】穴位局部常規消毒，取用 30～32 號 1.5 寸毫針，快速捻轉進針，採用平補平瀉手法，中等強度刺激，留針 30 分鐘，每日 1 次，10 天為 1 療程。

處方 2

【取穴】攢竹、絲竹空、陽白、風池、合谷、足三里、三陰交（圖 7-6）。

【操作】攢竹透絲竹空，其餘穴中等刺激，實證用瀉法，虛證用補法。每日 1 次，留針 30 分鐘，10 次為 1 個療程。

四、其他療法

1. 灸 法

【選穴】足三里、中脘、三陰交、關元。

【操作】採用隔薑灸，每穴 4–5 壯，日 1 次，10 天作 1 個療程。

2. 梅花針法

【選穴】阿是穴。

【操作】沿患側頭部足太陽經路線，及眼部眼輪匝肌自上而下，自內向外叩刺。

五、臨床應用

（1）鞠桂琴等報導，採用針刺治療眼肌麻痺 64 例，收到顯著療效。

【治療方法】以眼區麻痺肌的附近腧穴為主穴，眼周的較遠處的腧穴為輔穴，一般一次取穴不超過 5 個穴位。如上瞼提肌麻痺，主穴取睛明、球後、攢竹。配合取合谷。再如外直肌麻痺：主穴取睛明、球後、瞳子髎、絲竹空。配穴：太陽、合谷、風池；內直肌麻痺：主穴取睛明、攢竹、魚腰、陽白。配穴取合谷、承泣、四白。上斜肌麻痺，主穴取攢竹、睛明、球後；配合取合谷、陽白、承泣、太陽。

【治療結果】痊癒 61 例，占 95.3%；好轉 1 例，占 1.5%；無效 2 例，占 3.1%。總有效率為 96.8%。64 例中除好轉及無效病例治療 3 個療程外，其餘 61 例全部在 2 個療程內獲得治癒。其中治療時間最短的有 2 例，僅針 2 次就治癒。

【遠期療效】在治療的 30 例中，作者進行了隨訪，其中有 1 例 3 個月後，眼肌麻痺病復發，再次針灸治療 4 次，眼肌恢復正常。（鞠桂琴等·針刺治療眼肌麻痺 64 例·上海針灸雜誌，1998，3（7）：18）

（2）閻世德報導，採用陽白穴皮下扇形刺治療先天性上眼瞼下垂 7 例（其中 5 例曾經針灸治療，有 2 例還用過

上瞼上提術），治後 4 例顯效（瞼裂寬度由約 0.1 公分增寬 0.2 或 0.3 公分），1 例因年幼不能取得合作而中斷治療。

【治療方法】採用 1.5～2 寸不銹鋼毫針，取臥位，於患側陽白穴皮下進針，角度要小（針身與皮膚呈 10～20 度），以後針體沿皮下刺。一次向外斜刺，一次直刺，一次向內斜刺，組成一扇形刺激面。每週治療 2～3 次。

【操作】陽白穴進針後，沿皮下向外斜刺，透過絲竹空，針尖達目外眥（相當於瞳子髎穴）；然後提針至陽白穴皮下，再直刺，透過魚腰穴，針尖達上眼瞼邊緣（不要刺透）；再提針至陽白穴皮下，然後向內斜刺，透過攢竹，針尖達目內眥邊緣，出針。（閻世德·陽白穴皮下垂七例·浙江醫藥，1979，（7）：255）

（3）陳朝明等報導，採用針刺治療眼肌型重症肌無力 24 例，效果滿意。24 例中，男 16 例，女 8 例；年齡最小 9 歲，最大 62 歲，20 歲以下 4 例，21～30 歲 5 例，31～40 歲 10 例，41～50 歲 3 例，60 歲以上 2 例。體徵上，多數患者眼外肌最先受累，表現上瞼下垂，眼外肌麻痹、複視等。24 例中，雙側上眼瞼下垂者 13 例，單側上眼瞼下垂者 11 例（左側 5 例，右側，伴複視者 6 例）。

【治療結果】24 例經針刺治療後全部獲得痊癒。針治次數：最少 9 次，最多 37 次，其中 10 次以內 1 例，11～12 次 7 例，13～30 次 10 例，31～37 次 6 例（以上病例經隨訪迄今均未復發過）。（陳朝明，嚴金保·針刺治療眼肌型重症肌無力 24 例·山東中醫雜誌，1984，（2）：21）

（4）劉益群報導，針刺治療麻痹性瞼裂閉合不全 7 例，療效較好。

【取穴】頰車、地倉、絲竹空、陽白、下關、顴髎、承泣、合谷、外關、陽池等穴。

【操作】每次遠近各取 1～2 穴，交替使用，針刺後留針 5 分鐘，平補平瀉，或先瀉後補，太陽穴或下關穴處針後拔罐 10～15 分鐘。每日 1 次，連針 6 次，休息 1 天；次週隔日 1 次，2 週為 1 個療程。治療 7 例，均癒。（劉益群・針刺治療麻痺性瞼裂閉合不全・中國針灸，1984，（2）：28）

（5）彭相華報導，採用針刺治癒急性外傷性眼瞼下垂 3 例，療效較好。

【治療方法】以 1 寸毫針用瀉法針刺患側魚腰 0.5 寸，平刺攢竹 0.5 寸。

病例，女，9 歲。外傷性眼瞼下垂 2 天，用本法治療，不留針，出針 5 分鐘痊癒，隨訪 2 年未復發。（彭相華・針刺治癒急性外傷眼瞼下垂 3 例・江西中醫藥，1985，（6）：9）

第三節　口　瘡

一、概　述

口瘡是一種口腔黏膜潰瘍疾病，屬中國醫學「口疳」範疇。以口舌反覆生瘡、疼痛潰爛為特徵的皮膚病。本病多見於成年女性。皮損可發於口腔內的頰、舌、腭及唇等任何部位。病程較久，1～2 週可癒，亦能此起彼伏，經久不癒。

二、臨床表現

（1）輕型口瘡初起時為細小紅點，局部有灼熱不適感，逐漸擴大為 2～3 毫米的淺潰瘍，中央微凹陷，被覆淡黃色纖維素膜，周圍充血呈紅暈，基底較軟，有較劇烈的燒灼痛，7～10 天後癒合，不留疤痕，容易復發。

（2）口瘡性口炎潰瘍數明顯增加，可達 10 餘個或更多，在口腔內廣泛分佈，但都聚集成簇，疼痛更加明顯，伴有淋巴結腫大、頭痛、發熱等症狀。其餘症狀與輕型口瘡相同。

（3）腺周口瘡常為單個潰瘍，直徑 1～2 公分，向深層發展，累及黏膜腺，呈「彈坑」狀，為紅色或紫紅色，也可伴有淋巴結腫大與發熱。在反覆發作過程中，潰瘍部位可從口角區向舌腭弓、軟腭、腭垂移行。癒合較為緩慢，可達幾個月，癒合後留有疤痕。

三、治療方法

處方 1

【取穴】承漿、合谷、人中、地倉、巨髎（圖 7-7）。

【操作】穴位局部常規消毒，承漿穴取用 30～32 號 1.5 寸毫針，捻轉進針，得氣後，即出針。地倉穴取用 30～32 號 1.5 寸毫針，向鼻唇溝方向斜刺。其餘穴位均取用 30～32 號 1 寸毫針，快速捻轉進針，得氣後留針 30 分

鐘，每日 1 次，10 次為 1 個療程。

處方 2

【取穴】地倉、承漿、足三里、陽陵泉、陰陵泉、三陰交、太衝、合谷、內關（圖7-8）。

【操作】穴位局部常規消毒，承漿穴取用 30～32 號 1.5 寸毫針，捻轉進針，得氣後，即出針。地倉穴取用 30～32 號 1.5 寸毫針，向鼻唇溝方向斜刺。其餘穴位捻轉進針後採用平補平瀉法，得氣後留針30 分鐘，每日 1 次，10 次為1 個療程。

四、其他療法

1. 局部用藥

先用漱口液漱口，取無菌棉簽蘸雲南白藥直接塗於創面，每日 3～4 次，每次 2 分鐘。

2. 刺血法

【選穴】金津、玉液。

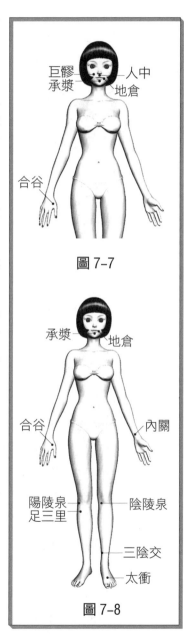

圖 7-7

圖 7-8

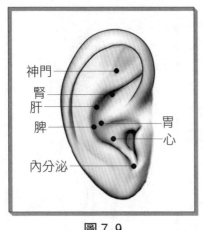

神門
腎
肝
脾
胃
心
內分泌

圖 7-9

【操作】以粗針刺之出血。

3. 耳針法

【取穴】神門、心、脾、胃、肝、腎、內分泌（圖 7-9）。

【操作】局部常規消毒，可埋針 1 週，每次選 2～3 穴。

4. 穴位注射法

【取穴】三陰交（雙側）或極泉（雙側）。

【操作】取轉移因子 1 支用 2 毫升無菌蒸餾水稀釋。注入雙側三陰交或極泉穴。皮膚消毒後 3 分鐘左右，抽無回血，緩慢注射轉移因子。每側注入 1 毫升，每週 1～2 次，4 次為 1 個療程。

5. 挑治法

皮膚常規消毒後，用三棱針在大椎及大椎旁開 1.5～2 公分部位皮下上下劃動，劃斷皮下纖維組織 2～3 根，此後擠壓針孔，使其少許出血，用乾棉球將血擦乾淨，將碘酒塗於傷口處，每週 2 次。

五、臨床應用

（1）陝西省西安市蓮湖區紅十字會醫院從 1995 年開始，採用自擬「口瘡靈」配合維生素 B 治療復發性口瘡

164 例，臨床效果滿意。

中藥選用口瘡靈：生石膏、金銀花各 30 克，苦參 20 克，黃芩、知母、細辛、元參、桔梗、黨參、白朮各 9 克。加適量水煎煮，濾液放晾，分裝入 100 毫升消過毒的玻璃瓶中。不加防腐劑、矯味劑。內服每次 10 毫升，一日 2 次，7 日為 1 個療程。

西藥治療選用複合維生素 B，每次 2 片，每日 3 次。

療效標準：治癒：用藥 1 個療程，自覺症狀消失，潰瘍面癒合。有效：用藥 1 個療程自覺症狀消失，潰瘍面明顯縮小，末完全癒合。無效：用藥 1 個療程，自覺症狀減輕，潰瘍面無明顯變化。用藥 1 個療程後，治癒 130 例，有效 24 例，無效 10 例，總有效率 93.9%。（王穎光・中西醫結合治療復發性口瘡 164 例・陝西中醫，2004，25（7）：612～613）

（2）司來森報導，採用針刺治療口瘡 30 例，其中男 21 例，病程 2 天至 1 年半。

【治療方法】取雙側湧泉和勞宮穴，用毫針快速刺入 0.5 寸左右，輕度捻轉施平補平瀉手法。留針半小時，留針期間行針 3 次，每日針刺 1 次，每 5 天休息 1～2 天。

【治療結果】30 例中經針 1～4 次痊癒者 26 例，針 6～7 次痊癒者 2 例，無效 2 例。痊癒率 93%。（司來森・針刺治療口瘡 30 例・中國針灸，1989，9（1）：50）

（3）孫慶順報導，採用穴位注射轉移因子治療口瘡 100 例。

【治療方法】取雙側三陰交或極泉穴，注入轉移因子。每側 1 毫升，每週 1～2 次，4 次為 1 個療程。

【治療結果】顯效 12 例，占 12%；有效 79 例，占 79%；無效 9 例，占 9%。有 2 例在注射的三陰交穴位局部出現紅腫。改極泉穴注射則未再出現紅腫現象。（孫慶順‧穴位注射轉移因子治療復發性口瘡 100 例觀察‧中國針灸，1985，5（6）：12）

第四節　酒齇鼻

一、概　述

酒齇鼻又名酒糟鼻，是一種主要發生於面中部、鼻部的慢性皮膚病、其症狀主要以皮膚潮紅、丘疹、膿疱、並伴有毛細血管擴張為特點。本病多發於中年人，以女性多見，病情嚴重者，常為男性。好發於鼻尖、鼻翼、下頦、面頰部等處，病程長久。

中國醫學認為本病是由於肺胃積熱上蒸，或過食辛辣厚味，脾胃熱甚化火，火熱循肺經上炎頭面，使鼻部潮紅。

現代醫學則認為本病可能是在皮脂溢出的基礎上，由於多種原因引起的顏面血管運動神經失調，毛細血管長期持續擴張所致，或者與消化功能紊亂、內分泌功能失調、精神因素有關。

另外，寄生在毛囊皮脂腺內的毛囊蟲的感染也可能是導致發病的原因。

二、臨床表現

本病一般可分為三期，即紅斑期、丘疹膿疱期、鼻贅期。

（1）紅斑期主要表現為在顏面中部，特別是鼻部、兩頰、額部以及下頦部出現對稱分佈的紅斑。一般在食用刺激性食物後、情緒激動時、外界環境突然變化、溫度升高時紅斑症狀加重，產生灼熱感，反覆發作後，鼻部和面頰等處的淺表毛細血管擴張，紅斑則持久性發紅。

（2）丘疹膿疱期在紅斑期基礎上，鼻部和面頰部皮膚可出現成批的丘疹、膿疱，嚴重者還會出現結節。本期鼻部和面頰部的毛細血管擴張加劇，皮疹時輕時重，可持續數年。

（3）鼻贅期此期僅見於少數 40 歲後的男性，患者的病程較長，鼻尖部的皮脂腺和結締組織增生肥厚，皮脂腺開口明顯擴大，皮脂分泌旺盛，形成大小不等的紫紅色結節狀突起，表面凹凸不平，毛細血管擴張顯著。

三、治療方法

處方 1

【取穴】印堂、素髎、迎香、合谷、曲池（圖 7-10）。

【操作】局部穴位常規消毒後，均取用 30～32 號 1 寸毫針，素髎穴輕柔點刺進針，得氣後出針，不留針。其餘

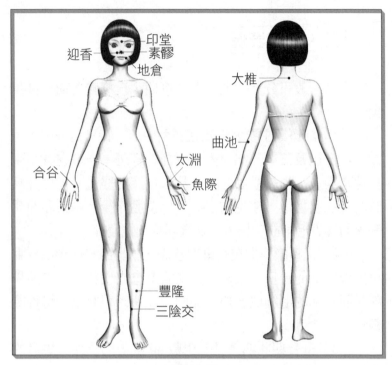

圖 7-10

各穴，快速捻轉進針，行平補平瀉法或瀉法，得氣後留針20～30分鐘，每2～3日針刺1次。

　　處方2

　　【取穴】大椎、素髎、印堂、迎香、地倉、太淵、魚際（圖7-10）。

　　【操作】針刺用瀉法，中等刺激。大椎可點刺放血加拔火罐。每日1次，留針30分鐘，10次為1個療程。

　　處方3

　　【取穴】印堂、素髎、合谷、三陰交、豐隆（圖7-

10）。

【操作】印堂、素髎用平補平瀉法，補合谷瀉三陰交，中度刺激。每日1次，留針30分鐘，10次為1個療程。

四、其他療法

1. 外治法

【百部酒】百部1克、白酒2毫升。將百部浸入酒中泡5～7天。搽用，每日2～3次，1月為1個療程。

2. 中藥內服

【枇杷葉散】枇杷葉去毛，茶水適量。將枇杷葉焙乾研細末散，用茶送服。每次6克，每日3次。

3. 推拿按摩療法

患者仰臥，術者站在患者頭後，用大拇指指腹從睛明穴開始，沿鼻梁向下推至迎香穴，反覆推抹10次左右。大拇指點按印堂穴1分鐘（圖7-11）。

4. 三棱針法

【取穴】大椎、脊柱兩側反應點。

【操作】在局部常規消毒後，用三棱針在大椎穴及周圍皮膚點刺放血，然後拔罐，放血量以可覆蓋罐口平面為宜，再用酒精棉球局部消毒，隔日一次，也可在胸

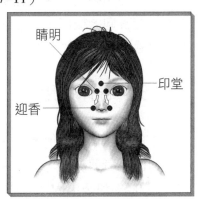

圖 7-11

椎兩側旁開 0.5～1.5 寸處尋找反應點，用三棱針挑刺後，擠出 1～2 滴血，隔日一次，5 次為 1 個療程。

5. 穴位注射法

（1）【取穴】迎香。

【操作】以 0.25～0.5%普魯卡因注射液，在兩側迎香穴各注入 0.5 毫升，每週 2～3 次，10 次為 1 個療程。療效不顯時加印堂穴。

（2）【取穴】合谷（雙側）、迎香、印堂。

【操作】常規穴位消毒，以 5 號注射針頭吸維生素 B_1、維生素 B_{12}、撲爾敏、普魯卡因針劑各 2 毫升，注入合谷（雙側）各 1 毫升，迎香（雙側）各 0.5 毫升，印堂 0.5 毫升（自上向下取 45 度角進針），隔日 1 次。忌食辛辣。

6. 耳針療法

【選穴】外鼻、肺、內分泌、腎上腺。

【操作】每次取 2～3 穴，留針 20～30 分鐘，每日 1 次。

7. 手術療法

對鼻尖明顯擴張的毛細血管，在消毒及麻醉後，用手術刀片按縱向、橫向淺劃局部以切開毛細血管網；擴張的毛細血管也可用鐳射或電灼法將其破壞。

五、臨床應用

（1）劉寧用劃割療法治療酒齇鼻 48 例，療效顯著。

術前患者剪鼻毛、修面剃鬍鬚，仰臥位。常規消毒鋪巾。用 0.5%利多卡因（2%利多卡因加 3 倍的生理鹽水稀釋）加少許 0.1%腎上腺素（10 毫升加 3 滴），從鼻根部向

鼻尖或鼻翼兩側及在鼻唇角處局部浸潤麻醉，針孔有出血可壓迫止血。鼻部有毛細血管擴張呈樹枝狀者先用血管鉗夾持大頭針或迴紋針，於酒精燈上燒紅後燙刺，使其凝固破壞，但不宜燙刺過深，以免形成疤痕，然後右手握酒齇鼻五鋒刀，左手拿紗布，先劃割兩側鼻翼皮損，再劃割鼻尖、鼻小柱皮損，最後整個皮膚劃割為均勻一致的楊梅狀為止。大約需要 20～30 分鐘，用溫熱的 0.9%氯化鈉紗布壓迫創面 5 分鐘止血。

若有出血點，可用燒紅大頭針燙刺，使其止血，再觀察 2 分鐘，若已無出血點，用消毒透明薄玻璃紙剪成鼻形蓋於創面上，外以 6～8 層紗布覆蓋包紮。次日用氯黴素紗布換藥 1 次，以後待紗布 7～10 天自行脫落創面呈紅色，1～3 個月恢復正常顏色。

術後用抗菌素 5 天。術後患者內服自擬酒齇鼻方：桑白皮、地骨皮、枇杷葉、黃芩、石膏、知母、牡丹皮、赤芍、五味子、生山楂、半支蓮、生甘草。加減：皮膚特別油膩加側柏葉、烏梅；丘疹、膿疱加千里光、紫花地丁、花粉、皂莢刺；食辣椒後加重加黃連，酒後加重加製大黃片，大便秘結乾燥加生大黃。

術後 3 月觀察，痊癒：鼻部形態、顏色恢復正常，無自覺症狀。顯效：鼻部形態、顏色 70%以上接近正常，擴張之樹枝狀細血管 70%以上消失，自覺症狀消失或輕微。好轉：鼻部形態、顏色 30～70%接近正常，擴張之樹枝狀毛細血管 30～70%消失，自覺症狀輕微。無效：鼻部形態、顏色無改善或僅有 30%以下改善、擴張之樹枝狀毛細血管僅 30%以下消失，自覺症狀無改善。痊癒 38 例，顯效

10 例，好轉、無效均無。治癒率 79.1%，有效率 100%（劉寧・劃割療法加中藥治療酒齄鼻 48 例・四川中醫，1994（2）：48）。

（2）李茂興採用消齄湯治療酒齄鼻、酒齄樣皮炎進行臨床觀察。

【處方】生地 20 克，赤芍、當歸、山梔、黃芩各 10 克，丹參、野菊花、枇杷葉各 15 克，桑白皮 12 克，紅花 6 克，桃仁、甘草各 8 克。氣虛者加黃芪20 克，血虛者重用當歸，陰虛者加石斛、元參各 10 克，膿疱明顯者加銀花 20 克，白花蛇舌草 30 克，發熱口渴者加石膏 15 克，大便秘結者加大黃 10 克，腹脹納差者加陳皮、山楂各 10 克。

每日一劑，水煎 2 次，早晚分服。藥渣再加水 1000～2000 毫升煮沸，放溫後洗滌患處，每日 2 次，每次洗 15～20 分鐘。4 週為 1 個療程。共觀察 60 例患者，經治療，其中 38 例痊癒，17 例顯效，5 例無效，總有效率 91.6%。（李茂興・自擬消齄湯治療酒齄樣皮炎 60 例報導・四川中醫，1993，（6）：45）

（3）崔連山報導，採用針刺治療酒齄鼻 21 例。

【治療方法】取主穴印堂、素髎、迎香、地倉、承漿、顴髎。輔穴禾髎、大迎、合谷、曲池。

21 例患者中，除 1 例無效外，痊癒者 7 例；明顯進步者 7 例；進步者 6 例。在 20 例見效的患者中，針刺 1 次後開始見效的 6 例，2 次後見效的 5 例，3 次後見效的 7 例，3 次後才有效的 2 例。（崔連山・針刺治療酒齄鼻的初步經驗・中醫雜誌，1964，（3）：36）

第五節　面　癱

一、概　述

面癱是以口眼向一側喎斜為主要症狀的一種疾病，可發生於任何年齡，但以青壯年多見，並且無明顯季節性。本病發病急速，為單純性的一側面頰筋肉弛緩，無半身不遂，神志不清等症狀。

本病多由正氣不足，脈絡空虛，風寒、風熱、風濕之邪乘虛侵襲面部脈絡，導致氣血阻滯面部，少陽、陽明經脈失於濡養，肌肉縱緩不收而成面癱。

現代醫學認為本病可因風寒導致面神經血管痙攣、缺血、水腫，使面神經受壓，神經營養缺乏，甚至引起神經變性而致病，也有因病毒感染引起化膿性炎症所致。另外，中風引起的中樞性面癱雖與本病病理不同，但可參照本病治療方法進行治療。

二、臨床表現

本病常起病突然，多在清晨醒來時發現一側眼瞼不能閉合及歪嘴。亦有少數患者病前患側耳後不舒服。

麻痹多為一側性，耳下或乳突部有疼痛感覺，病側面部表情消失，出現眼不能閉合，流淚，不能皺額蹙眉；口角牽向健側，鼻唇溝變淺或喎斜，說話漏風，不能吹氣，

鼓頰困難，容易流涎，進食時食物常嵌在齒頰間，有的可出現味覺減退或聽覺過敏的症狀。如病程延長，可因患面肌肉痙攣而嘴角喎向病側，稱為「倒錯現象」，並有肌肉跳動，面部牽板不舒服的感覺。

三、治療方法

處方 1

【取穴】風池、陽白、四白、地倉、頰車、翳風、合谷（圖 7-12）。

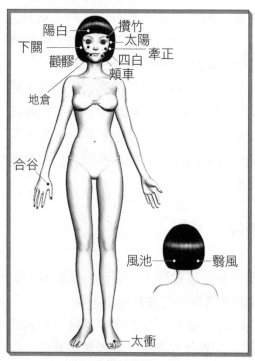

圖 7-12

【操作】穴位局部常規消毒後，取用 30～32 號 1 寸毫針進行針刺，快速捻轉進針，地倉與頰車採用透刺法，合谷穴取健側。得氣後，留針 30 分鐘，每日 1 次，10 次為 1 個療程。初期毫針用瀉法，後期毫針用補法，可在地倉、翳風等穴加灸。

處方 2

【取穴】攢竹、四白、顴髎、地倉、風池、合谷、太衝、翳風、牽正、下關、太陽（圖 7–12）。

【操作】面部穴位用 1.5 寸毫針沿皮淺刺，施以平補平瀉法或補法。四肢穴位用催氣、行氣手法使針感向病處傳導。

四、其他療法

1. 中藥內服

【防風煎】防風 25 克、蜈蚣 2 條。將蜈蚣研細末，用防風與蜈蚣細末加水同煎服用，每日 1 次。

2. 穴位敷貼法

選取和刮痧療法相同的穴位。將馬錢子銼成粉末約 5～10 克，撒於膠布上，然後貼於穴位處，5～7 日換藥一次；或用蓖麻仁搗爛加少許麝香，取綠豆大小一團，貼敷於穴位上，每隔 3～5 日更換一次；或用白附子研細末，加少許冰片作面餅，貼敷穴位，每日一次。

3. 耳針療法

【取穴】面頰區、肝、眼、口、皮質下、腎上腺、枕（圖 7–13）。

【操作】用強刺激，每次取 3～4 穴，每日 1 次，

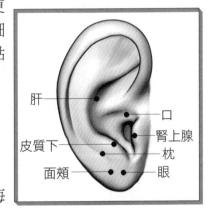

圖 7–13

留針 20 分鐘。

4. 皮膚療針

【取穴】陽白、攢竹、太陽、下關、地倉、頰車、風池。

【操作】重刺激，輕微出血，然後再拔罐，隔日 1 次。

5. 水針療法

【取穴】翳風、牽正。

【操作】藥用維生素 B_1 或維生素 B_{12} 注射液，每穴注入 0.5～1.0 毫升，每日 1 次。

6. 電針療法

【取穴】地倉、頰車、陽白、合谷等穴。

【操作】通電 10–15 分鐘，採用斷續波或疏密波，以癱瘓肌肉出現收縮現象為好。每日 1 次。

7. 穴位劃痕敷藥法

【取穴】主穴：下關或下關後方點（即面神經幹點）、地倉、頰車。

配穴：根據不同症狀選穴，不能皺額者取陽白；眼裂擴大配攢竹，四白；上瞼下垂取絲竹空上外點（即面神經顳支點）；上唇不能上抬配禾髎；鼻唇溝平坦配迎香、顴髎；口角下垂配地倉；不能鼓頰、食物滯留配頰車或大迎；耳後痛者配翳風。以上在患側取穴，每次 5～6 穴，每週 2～3 次，一般治療 7～12 次。

【操作】在穴位常規消毒後，用消毒刀片在穴位皮膚上快速劃一「十」字形或「廿」字形小口，每劃長 2～3 毫米，以劃破表皮不出血為度。然後將藥散敷在穴位上，用膠布貼蓋。

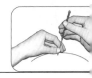

8. 針上加灸法

【取穴】主穴：下關、頰車、地倉、太陽、顴髎、四白；配穴：迎香、陽白、人中、承漿、太衝、三陰交。每次選用 3～7 穴，輪流交替使用。

【操作】用針刺平補平瀉或針刺熱補手法，找到感覺後，在留針過程中，用 1 寸長的艾條套在下關和顴髎穴的針柄上，點燃施灸，每次灸 1～2 壯，以施灸處周圍皮膚潮紅為佳。

9. 耳背放血法

選病者患側耳背近耳輪處明顯的血管一根，揉搓數分鐘，使其充血。按常規消毒後，用左手拇指、食指將耳背拉平，中指頂於下，右手持刮臉刀片，用刀尖劃破血管；流血 2～3 毫升即可。然後擦去血跡，蓋上敷料，貼上膠布。術後 1 週勿被水浸，以防感染。

病情較長者，可放血 2～4 次。重複進行時，可在上次手術之耳背，另選一根血管放血。

10. 穴位埋線法

選用醫用羊腸線，直埋法，合谷穴約植入 1 寸左右，足三里約 1.5 寸左右。埋線間隔時間為 10 天，視病程增加 3～5 次。

11. 鐳射針法

【取穴】主穴：下關、頰車、地倉、太陽。配穴：人中、承漿、太衝、三陰交（圖 7-14）。

【操作】採用北京朝陽農具廠製作的「氦—氖鐳射」，光斑直徑 2 毫米，每穴照射 5 分鐘，每次取 2～3 穴。

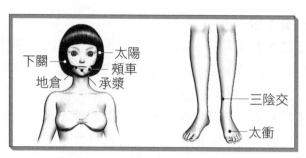

圖 7-14

12. 艾卷溫和灸法

【取穴】下關、地倉、承漿、頰車、陽白、攢竹。

【操作】每次選用 3～5 穴，每穴每次施灸 5～15 分鐘，每日灸治 1～2 次，5～7 次為 1 個療程，療程間隔 1～2 天。

五、臨床應用

（1）福建蜂療醫院的陳潮對 42 例患者均為門診病人進行觀察，其中，男 30 例，女 12 例；年齡 16～65 歲，平均 30 歲；病程 1 天至 3 個月。臨床表現為急性起病，患側面部額紋消失，鼻唇溝變淺，閉眼露睛，鼓腮漏氣，露齒時口角歪向健側，不能皺眉抬額，不能撮口吹哨等。

採用神蜂精刮痧療法，即選取兩側耳後頸項部、兩側肩臂部和背部的督脈及諸陽經經脈所過部位，用水牛角刮痧板，以神蜂精 [福建農林大學蜂療研究所繆曉青教授研製，閩衛消字（2000）第 0012 號] 為刮痧介質，對上述部位按自上而下、由內到外、先中間後兩側的順序進行刮痧

治療，日 1 次，15 次為 1 個療程。

病情穩定後，囑患者按面肌走行方向在頭額部、面頰部、鼻唇部自行按摩，每次 10 分鐘，1 日 2 次。面肌活動開始出現後，囑患者對鏡進行面肌動作練習，每日早晚熱水洗臉後進行，每次 5～10 分鐘。急性期病人給予短程強的松 30 毫克／日口服。一般用藥 3～7 天。此外，有感染症狀者酌情給予抗感染藥物治療。

【療效標準】① 治癒：症狀、陽性體徵消失，能完成皺眉、閉眼、吹氣、露齒、鼓腮、吹哨等面部動作，且面部外觀基本對稱者；② 好轉：症狀消失，面部動作較治療前明顯改善，但左右兩側不夠對稱者；③ 無效：治療 1 個療程症狀、體徵無明顯變化者。

【結果】治療 1～3 個療程後，痊癒 37 例，占 88.1%（其中 1 療程內痊癒 32 例）；好轉 2 例，占 4.8%；無效 3 例，占 7.1%（陳潮·神蜂精為主治療周圍性面癱 42 例·中醫藥通報 2003，2（1）：62～63）

（2）李志明等報導，採用葦管灸耳道治療神經麻痺 5 例，取得一定效果。本組病例男 31 例，女 20 例；左側 20 例，右側 30 例；病程最長者 6 年，最短者 1 天；強度－時間曲線檢查無失神經支配者 1 例，部分失神經支配者 8 例，均按葦管器灸耳道法操作，每次施灸 3～9 壯，10 次為 1 個療程。

本組病例灸治後，治癒 33 例；顯效 8 例；好轉 9 例；無效 1 例。總有效率為 89%，治癒率為 64.7%。本組 10 例強度－時間曲線檢查患者，無失神經支配者 1 例，28 天治癒；部分失神經支配者 8 例，5 例治癒，3 例好轉，治癒天

數平均為 5 天；重度完全失神經支配者 1 例，經治療 54 天無效（李志明・葦管器灸耳道治療周圍性面神經麻痺臨床觀察・中醫雜誌，1982；（12）：47）。

<h2 style="text-align:center">第六節　斜　頸</h2>

一、概　述

斜頸，俗稱歪脖子病。分先天性、後天性兩大類；又有肌性、神經性（痙攣性）、骨性、繼發性和代償性五型，約二十幾種病症。斜頸以頭向患側歪斜、前傾，顏面旋向健側為特點。兒童中所見到的斜頸主要為先天性肌性斜頸。

二、臨床表現

1. 痙攣性斜頸

也稱神經性斜頸。因中樞神經變化致頸部多處肌肉不自主抽搐，強迫頭頸異常姿態和異常功能活動。有的歪向一側、有的水平扭轉、有的低頭不能抬起、有的兩眼看天不能低頭、有的頭旋轉又前傾，有的頭旋轉又後仰，有的伴有不停搖晃。甚至造成寰樞椎脫位，或者壓迫神經引起項背部疼痛。

患了痙攣性斜頸，多數人在白天表現重，睡覺平臥時消失，情緒緊張、勞累、身體運動時加重，在平時心情舒

暢、休息時可減輕，但也有晝夜不停者。

2. 肌性斜頸

因頸部某些肌肉纖維化、攣縮，將脖子拉向一側。患者脖子歪，頸部活動受限，若不及時治療，還會造成顏面繼發畸形，五官不正，顏面兩側不對稱，脊柱側彎。

3. 骨性斜頸

因頸椎骨先天缺陷，發育不良和外傷致使的頸斜。患者脖子短，有蹼狀帶，髮際低，頭頸活動受限。X光片多為融椎、頸椎畸形、骨化、闕如、脫位等。

4. 繼發性斜頸

因頸部受損傷，炎症造成軟組織攣縮、頸椎脫位、骨折或某些疾病繼發的斜頸。

5. 代償性斜頸

因習慣、局部炎症、損傷保護局部，或斜視、視力、聽力改變引起的代償姿勢。

6. 先天性斜頸

是小兒外科的常見病，發病率可高達 0.1%～0.4%。先天性肌性斜頸的病因至今未明。一般多認為是由於胸鎖乳突肌局部缺血引起的肌纖維化所致。胎內頭位長期偏向一側或分娩時局部血管受壓以致肌肉供血不足，產生水腫、壞死及繼發性纖維化，日後成為瘢痕組織，都可能造成胸鎖乳突肌局部缺血。胸鎖乳突肌攣縮後使枕部傾向患側，下頦朝向健側，日久可使面部發育不對稱，甚至同側斜方肌攣縮、頸椎變形、胸腰椎產生代償性彎曲。

三、治療方法

處方 1

【取穴】主穴：翳風、完骨、扶突、氣舍、外關、曲池、合谷。配穴：大椎、肩井、天窗、天牖、水突、阿是穴（圖 7–15）。

【操作】所選穴位常規消毒，然後用 32 號 1 寸毫針，手持針柄，快速輕柔點刺，行平補平瀉手法，得氣為度，

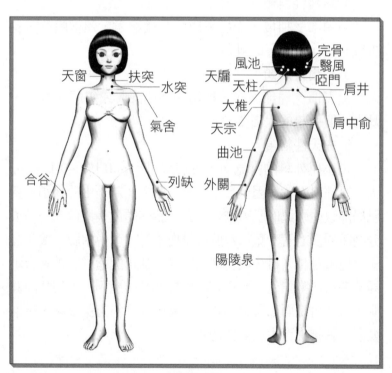

天窗　扶突　水突　氣舍　合谷　列缺

完骨　翳風　啞門　肩井　肩中俞　風池　天牖　天柱　大椎　天宗　曲池　外關　陽陵泉

圖 7–15

不留針。每次治療時從主穴和配穴中選 6～8 個穴位，10次為 1 個療程。

處方 2

【取穴】翳風、完骨、外關、曲池、合谷、啞門、風池、天柱、肩中俞、天宗、列缺、陽陵泉（圖 7–15）。

【操作】所選穴位常規消毒，然後用 32 號 1 寸毫針，手持針柄，快速輕柔點刺，行平補平瀉手法，得氣為度，不留針。每日 1 次，留針 30 分鐘，10 次為 1 個療程。

四、其他療法

推拿療法

操作部位以局部為主，患者取坐位，醫者在患側胸鎖乳突肌先施推揉法，再用拇指、食指、中指由上向下拿揉數次，然後一手扶住患側肩部，另一手扶患者頭頂，使患者頭部漸漸向健側肩部傾斜，逐漸拉長患側胸鎖乳突肌，反覆進行數次，最後再次推揉患側胸鎖乳突肌。

五、臨床應用

（1）湖北武漢市中心醫院採用三聯手術的治療方法治療痙攣性斜頸，療效顯著。

三聯手術的組成包括：頸背神經 1～6 後支切斷，頸部副神經切斷及肌切斷。凡是符合旋轉型、側屈型痙攣性斜頸經藥物治療 1 年無效，病情穩定；採用肉毒素 A（Botalinum）治療最後一針 4 個月後；頸肌嚴重痙攣的扭

轉痙攣，使用此術式。

【具體方法】旋轉型——切斷頰旋向側的頸脊神經 1～6 後支；切斷頰旋向側的夾肌；切斷對側頸部副神經。若為側屈型——切斷屈側的頸脊神經 1～6 後支；切斷屈側夾肌肩胛提肌；切斷屈側副神經，進行此手術病人在全麻氣管插管下，先作枕項部切口，行肌及頸脊神經後支切斷，次作頸副神經切斷。

經手術治療後，旋轉型 26 例，男 14 例，女 12 例，平均年齡 36 歲。治癒 18 例，占 69%，有效 7 例，占 27%，好轉 1 例，占 4%；側屈型 6 例，男 4 例，女 2 例，平均年齡 37 歲。治癒 4 例，占 67%，有效 2 例，占 33%。術後優良病人頭異常運動消除，頭的各個方向生理運動恢復，除術側枕部感覺麻木外，不留任何後遺症。一部分旋轉型病人由於術前頭長期處於異常姿位、動眼、前庭功能失去了平衡和對側旋頭肌長期廢用萎縮，頸椎小關節功能紊亂，術後近期表現為若干角度非痙攣性偏斜，可由對拮抗肌的再訓練康復。（施紅雁·三聯術治療痙攣性斜頸的護理·中國醫學研究與臨床，2004，2（5）：79～80）

（2）焦紅波等取啞門、風池、天柱、肩中俞、天宗、列缺、陽陵泉等穴，快速進針，平補平瀉，不留針。

再施以推拿療法，患兒取仰臥位，醫者用分筋理筋法施術於患側胸鎖乳突肌攣縮處推拿 6 次，醫者一手扶住患側肩部，另一手扶住頭頂，使患兒頭部漸漸向健側傾斜，逐漸拉長患側的胸鎖乳突肌；然後，醫者用雙手托住患兒頭部輕輕向上牽引 3 次，按摩肩中俞、大杼、天宗、陽陵泉等穴；最後用輕微的手法鬆解胸鎖乳突肌。針刺與推拿

交替治療，即第一次針刺，第二次推拿，第三次針刺，以此類推，每日 1 次，共 7 次為 1 個療程。如果患兒斜頸未癒，休息 7 天後再繼續治療。

【結果】50 例小兒肌性斜頸患者，臨床治癒 40 例，占 80%；顯效 6 例，占 12%；有效 3 例，占 6%；無效 1 例，無效率為 2%。總有效率為 98%。（焦紅波，王德壽・針刺推拿治療小兒肌性斜頸 50 例療效觀察・針灸臨床雜誌，2004，13（2）：20）

（3）王雲海採用按摩方法，推拿患側上肢外側，由遠端推向頸部，5～7 遍；按揉、提捏、彈患側胸鎖乳突肌，重點在胸鎖乳突肌的起止部，腫塊或攣縮處；向健側側屈頸項 5～7 次，向患側旋轉頸項 5～7 次，並將頸向上拔伸 3～4 次。隔日推拿 1 次，每次 15～20 分鐘，20 次為 1 個療程。共治療 3 個療程。

3 個療程後，治癒 34 例，好轉 7 例，無效 2 例，總有效率為 93.2%。（王雲海・推拿治療小兒肌性斜頸 43 例・上海中醫藥雜誌，2003，37（4）：4）

第七節　面肌痙攣

一、概　述

面肌痙攣亦稱面肌抽搐或偏側面肌痙攣症，是一側面神經受激惹而產生的功能紊亂綜合徵。多為一側，雙側罹患者很少，約占 4%。患者多在 40 歲以上，以成人為多，

男女性別之比為 2：3。

此病早在 16 世紀初我國醫書《審視瑤函》中即有記載。但由於其病因病理不明確，長期被認為是不治之症。

二、臨床表現

初時為一側眼瞼跳動，逐漸由上向下可擴展到半側面肌，嚴重才可累及頸及肩部肌肉群。這種不自主痙攣，自己不能控制，情緒緊張、過度疲勞可誘發或使病情加重。

據測試，這種面肌同步放電為每秒 350 次，表現為眼瞼緊閉，口角喎斜，一次抽搐時程短者數秒，長者數分鐘，間歇期長短不定，發作時患者心煩意亂，視物不清，偶有面部酸痛、鼻塞和頭痛者。一般睡眠中不發作，但也有11%的病人於睡中仍照常抽動，影響睡覺。

發作越來越頻繁，嚴重影響生活和工作。病久後肌力逐漸減弱，到晚期可發展到半側面癱而告終。

三、治療方法

處方1
【取穴】翳風、聽會、顴髎、瞳子髎（患側）；陽白、地倉、雙側合谷（圖 7–16）。

【操作】在選好的腧穴上作常規消毒，取用 30～32 號1 寸毫針，快速進針，輕捻轉，其中陽白穴向瞳孔方向針刺，地倉穴向頰車方向透刺，瞳子髎向太陽穴方向針刺。得氣後留針 30 分鐘。每日 1 次，10 天為 1 個療程。

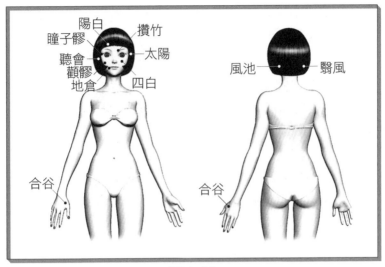

圖 7-16

處方 2

【取穴】阿是穴、攢竹、四白、顴髎、瞳子髎、陽白、地倉、合谷、風池、太陽（圖 7-16）。

【操作】阿是穴選用面肌震顫的中心部位。面部穴位用 1.5 寸長毫針沿皮淺刺，施以補法或平補平瀉法。留針 40 分鐘，隔日 1 次，20 次為 1 個療程。

四、其他療法

1. 梅花針療法

穴位常規消毒，以右手的拇指、中指、無名指、小指握住針柄，食指伸直壓住針柄，針尖對準皮膚先用輕刺法，即用力較小，針尖接觸皮膚的時間愈短愈好。待患者

適應後予以中等度叩刺法，操作時，針尖起落要呈垂直方向，運用腕部的彈力，施行彈跳式叩刺。

注意在眼針區域叩刺時，囑患者閉目，不要轉動眼球，醫生用拇指按壓瞳子髎穴區並向太陽穴牽扯，使眼部皮膚拉緊，以便於操作。眼周及唇周採用環形叩刺，叩刺以面部潮紅、患者感受輕度的熱、脹痛、表皮少許滲血為度。

2. 火針療法

【主穴】翳風、下關、肝俞、太衝、照海。

【配穴】眼輪匝肌抽搐，加太陽、陽白；口角肌肉抽搐，加頰車、地倉、承漿。

【操作】在選好的腧穴上作常規消毒，然後塗上一薄層薄荷油，點燃酒精燈，右手持小號的賀氏火針，在酒精燈的外焰將火針燒至紅白，迅速刺入選好的腧穴（面部的腧穴刺入 0.1～0.2 公分，其他部位腧穴刺入 0.2～0.3 公分），然後迅速拔出，並用消毒的乾棉球按壓針孔片刻，

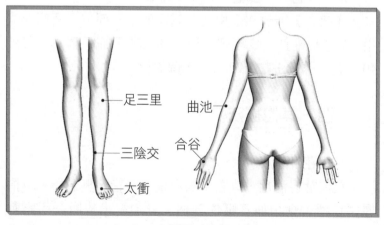

足三里
曲池
三陰交
合谷
太衝

圖 7–17

最後塗上一層萬花油。每 3 天 1 次，5 次為 1 個療程，每個療程間隔 7 天，共治療 3 個療程。

3.按　摩

【取穴】壓痛點、曲池、合谷、足三里、三陰交、太衝（圖 7–17）。

【操作】在壓痛點進行反覆揉、按手法，每個壓痛點治療時間約 2～5 分鐘，直到痛點消失

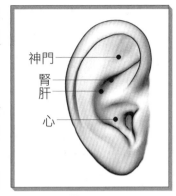

圖 7–18

或緩解，刺激強度以中度刺激為主。然後再點、按曲池、合谷、足三里、三陰交、太衝約 2～3 分鐘，刺激強度以中度刺激為主。

4.耳　壓

【取穴】神門、心、肝、腎（圖 7–18）。

【操作】耳廓常規消毒，每穴用 0.5 公分×0.5 公分膠布將王不留行籽固定於耳穴上，囑患者每日按壓 5～6 次，或抽搐時按壓，每次指壓 3～5 分鐘，隔日換貼對側耳穴，隔日 1 次，5 次為 1 個療程。

五、臨床應用

（1）李光海選取患側阿是穴（痙攣最明顯處或原發痙攣處）、四白、太陽、地倉、頰車。每次選 2～3 穴，穴位常規消毒，採取特製消毒環形皮下針（用毫針去尾做成圖丁型）刺入穴位，得氣後用膠布固定。

埋針一般 72 小時，休息 1 天，再行第 2 次治療，5 次為 1 個療程，3 個療程後判斷結果。治療過程中，囑病人自己按壓環形皮下針，每次 1～2 分鐘，每隔 4 小時 1 次。埋針期間針處不可著水，並注意防止感染。

　　【結果】治療 55 例，痊癒 32 例，顯效 17 例，好轉 4 例，無效 2 例，總有效率為 96.36%。（李光海‧皮下埋針治療面肌痙攣的療效觀察‧針灸臨床雜誌，2005，21（8）：31）

　　（2）馬立娟取患側陽白、四白、頰車、地倉、下關、太陽、聽會、風池、雙側迎香、健側合谷、患側後谿為主穴。肝腎不足取蠡溝；氣血虛弱加足三里、三陰交；肝陽上亢加太衝。面部穴位淺刺，交替使用，蠡溝穴針尖朝上，用補法，足三里、三陰交用補法，太衝穴用瀉法，每次留針 30 分鐘，15 次為 1 個療程。

　　治療 24 例，經 1 個月治療後，治癒 8 例，占 33.3%；好轉 14 例，占 58.3%；無效 2 例，占 8.3%，總有效率達91.7%。（馬立娟‧針刺治療面肌痙攣 24 例‧醫藥產業資訊，2006，3（14）：92）

歡迎至本公司購買書籍

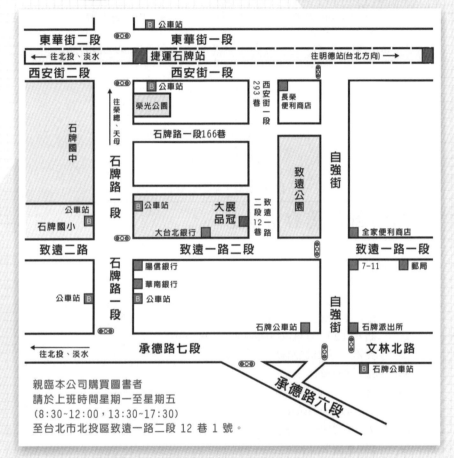

親臨本公司購買圖書者
請於上班時間星期一至星期五
(8：30~12：00，13：30~17：30)
至台北市北投區致遠一路二段 12 巷 1 號。

建議路線

1.搭乘捷運‧公車

　　淡水線石牌站下車，由出口出來後，左轉(石牌捷運站僅一個出口)，沿著捷運高架往台北方向走(往明德站方向)，其街名為西安街，至西安街一段293巷進來(巷口有一公車站牌，站名為自強街口)，本公司位於致遠公園對面。搭公車者請於石牌站(石牌派出所)下車，走進自強街，遇致遠路口左轉，右手邊第一條巷子即為本社位置。

2.自行開車或騎車

　　由承德路接石牌路，看到陽信銀行右轉，此條即為致遠一路二段，在遇到自強街(紅綠燈)前的巷子(致遠公園)左轉，即可看到本公司招牌。

國家圖書館出版品預行編目資料

圖解針灸美容／王富春　主編
　　——初版，——臺北市，品冠，2010〔民99.04〕
　　　面；21公分 ——（休閒保健叢書；15）
　　　ISBN　978－957－468－741－1（平裝；附影音光碟）
　1.針灸　2.美容
413.91　　　　　　　　　　　　　　　　　99002403

圖解針灸美容 附 VCD

主　　編／王富春

責任編輯／壽亞荷

發行人／蔡孟甫

出版者／品冠文化出版社

社　　址／台北市北投區（石牌）致遠一路2段12巷1號

電　　話／（02）28233123・28236031・28236033

傳　　眞／（02）28272069

郵政劃撥／19346241

網　　址／www.dah-jaan.com.tw

E-mail／service@dah-jaan.com.tw

承印者／傳興印刷有限公司

裝　　訂／建鑫裝訂有限公司

排版者／弘益電腦排版有限公司

授權者／遼寧科學技術出版社

初版1刷／2010年（民99年）4月

定　價／350元

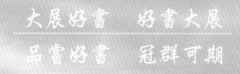

大展好書　好書大展
品嘗好書　冠群可期

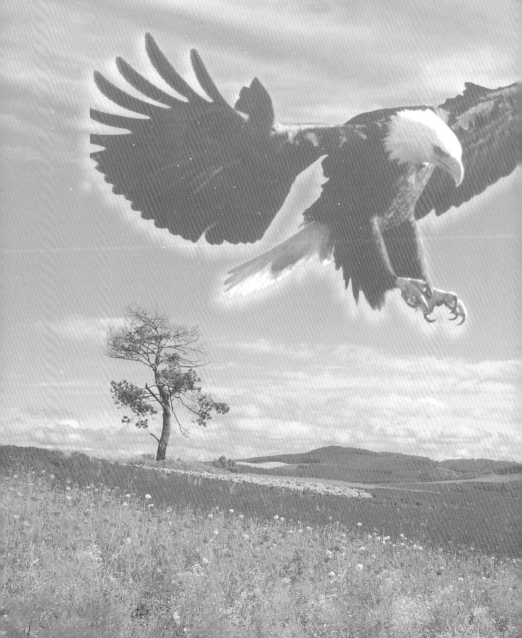